Alexander Habitz

Gewalt im Rettungsdienst

Eigensicherung, Deeskalation, Selbstverteidigung

Springer

Mängelexemplar

Alexander Habitz
Rettprotect
Much, Deutschland

ISBN 978-3-662-59151-2   ISBN 978-3-662-59152-9   (eBook)
https://doi.org/10.1007/978-3-662-59152-9

Die Deutsche Nationalbibliothek verzeichnet diese Publikation in der Deutschen Nationalbibliografie; detaillierte bibliografische Daten sind im Internet über http://dnb.d-nb.de abrufbar.

© Springer-Verlag GmbH Deutschland, ein Teil von Springer Nature 2019
Das Werk einschließlich aller seiner Teile ist urheberrechtlich geschützt. Jede Verwertung, die nicht ausdrücklich vom Urheberrechtsgesetz zugelassen ist, bedarf der vorherigen Zustimmung des Verlags. Das gilt insbesondere für Vervielfältigungen, Bearbeitungen, Übersetzungen, Mikroverfilmungen und die Einspeicherung und Verarbeitung in elektronischen Systemen.
Die Wiedergabe von allgemein beschreibenden Bezeichnungen, Marken, Unternehmensnamen etc. in diesem Werk bedeutet nicht, dass diese frei durch jedermann benutzt werden dürfen. Die Berechtigung zur Benutzung unterliegt, auch ohne gesonderten Hinweis hierzu, den Regeln des Markenrechts. Die Rechte des jeweiligen Zeicheninhabers sind zu beachten.
Der Verlag, die Autoren und die Herausgeber gehen davon aus, dass die Angaben und Informationen in diesem Werk zum Zeitpunkt der Veröffentlichung vollständig und korrekt sind. Weder der Verlag, noch die Autoren oder die Herausgeber übernehmen, ausdrücklich oder implizit, Gewähr für den Inhalt des Werkes, etwaige Fehler oder Äußerungen. Der Verlag bleibt im Hinblick auf geografische Zuordnungen und Gebietsbezeichnungen in veröffentlichten Karten und Institutionsadressen neutral.

Fotonachweis Umschlag: © Wellnhofer Designs/stock.adobe.com
Umschlaggestaltung: deblik Berlin

Springer ist ein Imprint der eingetragenen Gesellschaft Springer-Verlag GmbH, DE und ist ein Teil von Springer Nature.
Die Anschrift der Gesellschaft ist: Heidelberger Platz 3, 14197 Berlin, Germany

Vorwort

Warum Eigensicherung im Rettungsdienst?
Wer diesen Ratgeber in der Hand hält, mag sich fragen, wozu es dieses Buch gibt und was es einem nützen soll. Vielleicht haben Sie jedoch selbst schon einmal eine Situation erlebt, die Sie die Antwort ahnen lässt. Heutzutage kommt es tatsächlich häufig vor, dass Rettungsdienst und Feuerwehr sich Aggressionen ausgesetzt sehen, die sie nicht primär zu verantworten haben, die Folgen dennoch (er)tragen müssen. Im Laufe vieler Jahre habe ich an einigen Seminaren zum Thema Gewaltprävention und Selbstverteidigung im Rettungsdienst teilgenommen. Keines dieser Seminare war jedoch wirklich hilfreich und zielführend. Entweder waren die dort propagierten Methoden zu „brutal" oder zu „lasch", niemand hatte ein tragfähiges Konzept für die Problemstellung; dem Patienten helfen zu wollen, ihn aber nicht zu schädigen. Das ist glücklicherweise (noch) die innere Haltung und feste Überzeugung der meisten Rettungsdienstmitarbeiter – ganz davon abgesehen, dass Gewalt gegen Patienten nicht mit den Leitlinien der Hilfsorganisationen und Feuerwehren vereinbar ist. Man mag sich fragen, wie nun gerade die in diesem Buch vorgestellten Hilfestellungen zur Lösung des Problems beitragen können. Unsere Vorgehensweisen sind das Ergebnis der Erfahrungen von Feuerwehr- und Rettungsdienstmitarbeitern, die diese in vielen Seminaren erprobt und als verständlich, praxisgerecht und gut umsetzbar bewertet haben. Deshalb können Sie davon ausgehen, dass sich diese Methoden und Techniken

vielfach bewährt haben und Sie diese auch einsetzen können. Die Tipps und Techniken für brenzlige Situationen, die wir hier vorstellen, erscheinen manchem vielleicht „zu simpel" oder „zu schablonenhaft". Man mag befürchten, dass innere oder äußere Bedingungen eine Umsetzung unmöglich machen.

Natürlich kommt es vor, dass eine neue Herangehensweise an potenzielle Gefahren im Einsatz durch Mitglieder des Teams abgelehnt wird. Vielleicht wurde im Team nie darüber geredet, wie man sich in einer Notsituation verhält, oder es gibt unterschiedliche Auffassungen darüber, wie man Konflikte unbeschadet übersteht. Oft sabotiert man sich unbewusst selbst, weil man glaubt, nichts an der Situation ändern zu können, oder weil man Stress aus anderen Lebensbereichen mit zur Arbeit nimmt. Wenn dann noch negative Erfahrungen oder sogar traumatische Erlebnisse im Einsatzalltag dazukommen, führen Frust, Angst und Zorn schnell in einen konfrontativen Teufelskreis mit Patienten und Angehörigen.

Auch vonseiten des Arbeitgebers kann es Argumente und Anweisungen geben, die Verhaltensänderungen zugunsten der Eigensicherung erschweren können. Manchmal erweckt der Anspruch der Kundenfreundlichkeit und Fürsorge den Eindruck, dass sich Patienten alles erlauben dürfen, von Beleidigungen über Drohungen bis zum tätlichen Angriff. Auch Aussagen wie „Legen Sie sich eben ein dickeres Fell zu." oder „Stellen Sie sich nicht so an, es ist doch nichts Schlimmes passiert." sollen in diesem Zusammenhang schon gefallen sein.

Aber die meisten dieser Unwägbarkeiten und Hindernisse sind veränderbar, Sie müssen nur den ersten Schritt wagen! Es liegt in Ihrer Hand, ob Sie den Patienten anlächeln und freundlich, aber bestimmt und kompetent wirken oder Ihnen die Lage aus den Händen gleitet – mit unschönen Folgen für alle Beteiligten. Wagen Sie die Veränderung! Wir helfen Ihnen dabei.

Bestandsaufnahme – was ist die Grundlage dieses Buches?
Neben vielen Gesprächen mit Einsatzkräften von Polizei, Rettungsdienst und Feuerwehr sind intensive Literaturrecherche betrieben worden, um bestmöglich auf die tatsächlichen, alltäglichen Bedrohungen und Gefahren im Rettungseinsatz eingehen zu können.

Vorwort

Eine gute Basis lieferte die wohl vielen Rettern bekannte Studie der Ruhr-Universität Bochum aus dem Jahr 2012:

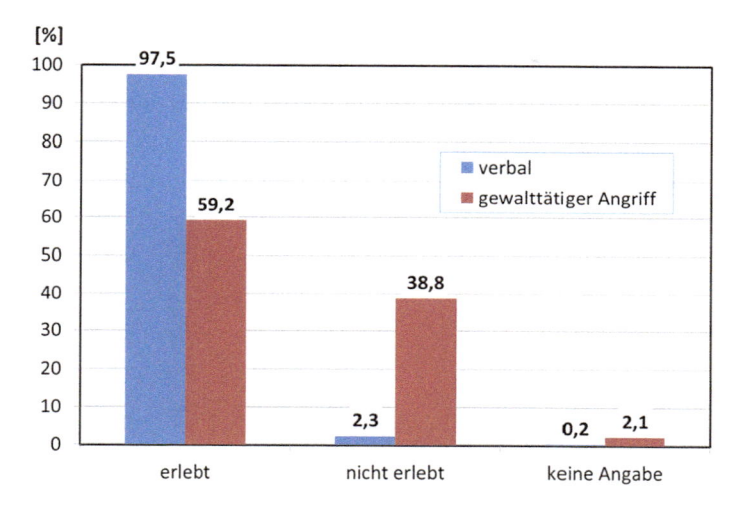

Abb. 1. Häufigkeit der Gewalt

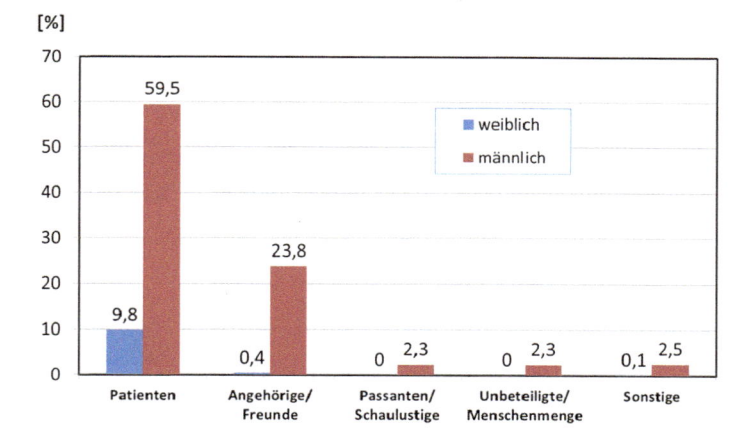

Abb. 2. Tätermerkmale

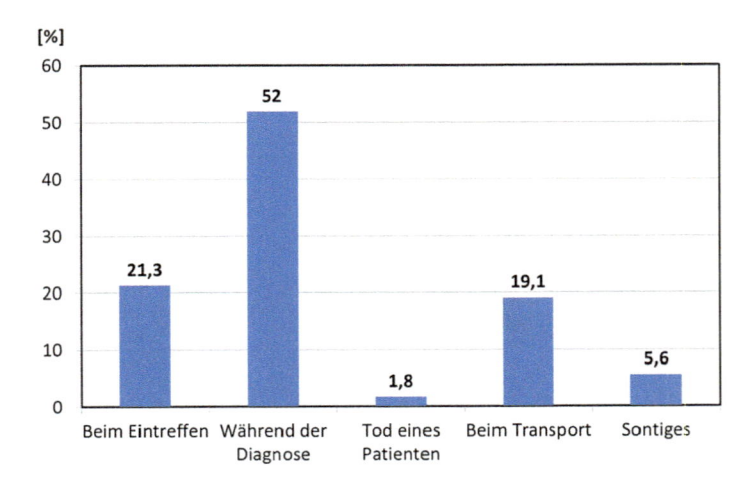

Abb. 3. Einsatzsituationen

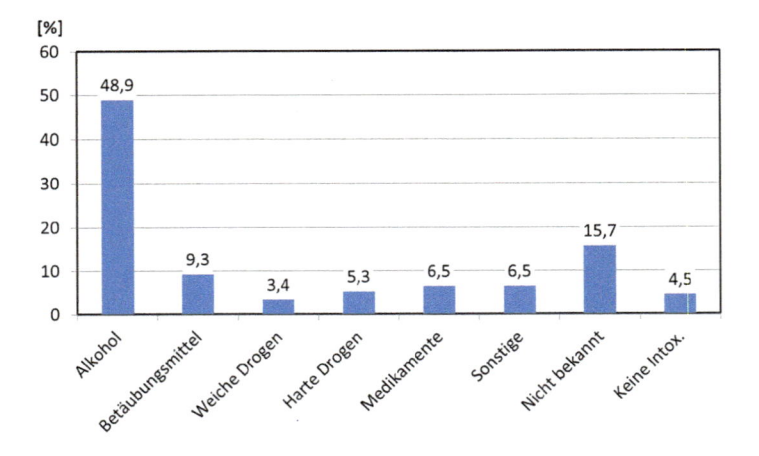

Abb. 4. Intoxikationen der Täter

Vorwort IX

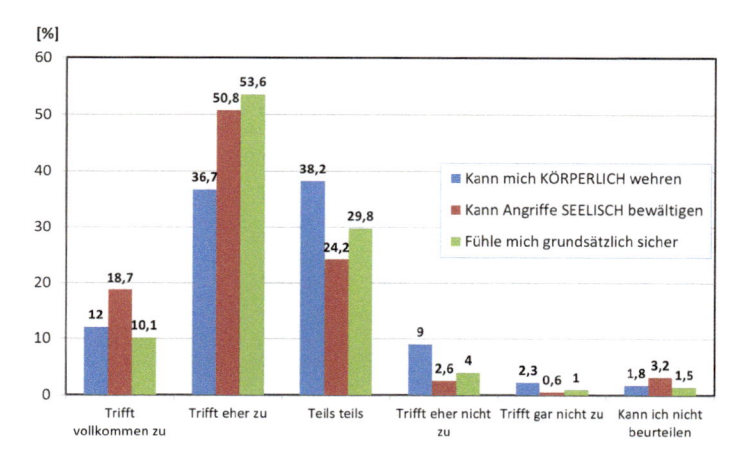

Abb. 5. Copingfähigkeit und Sicherheitsgefühl

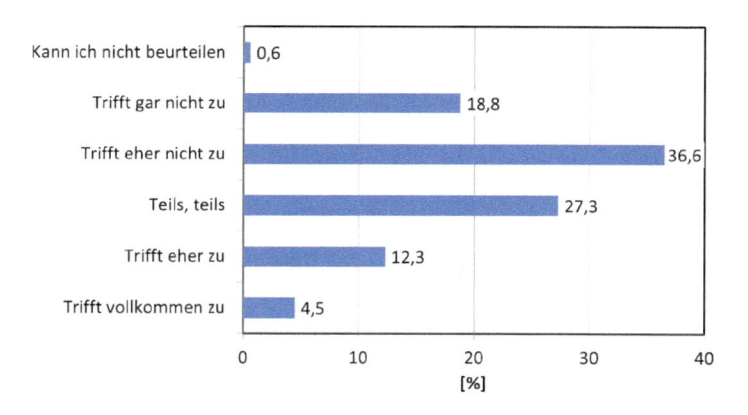

Abb. 6. Vorbereitung auf Konfliktsituationen

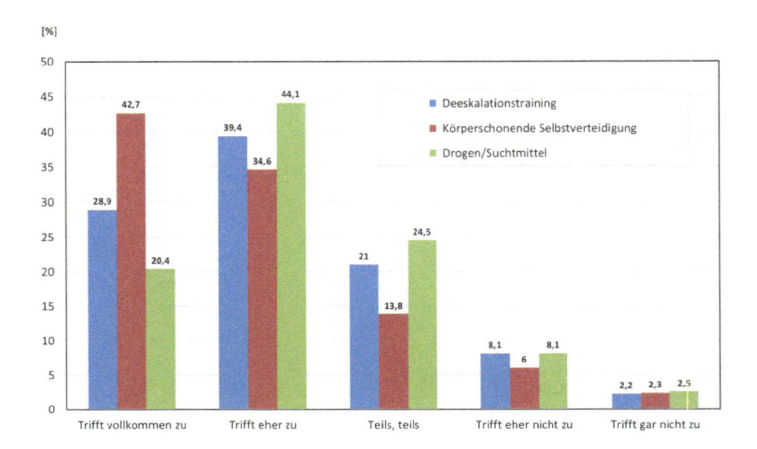

Abb. 7. Wunsch nach Fortbildung

Die besonders wichtigen Ergebnisse der Studie sind:
Eine Bedrohung geht im Großteil der Fälle von männlichen Patienten unter Alkoholeinfluss während der Diagnose aus.

Der Rettungsdienstmitarbeiter fühlt sich im Einsatz sicher, wurde während seiner Ausbildung aber nicht im Bereich Eigensicherung geschult und möchte in Deeskalation und Selbstverteidigung unterrichtet werden.

Auf das Thema Drogen kann an dieser Stelle nicht eingegangen werden, weil es den Rahmen des Buches sprengen würde.

Vorwort

Auch die sehr umfangreiche Studie von Janina Lara Dressler lieferten viele relevante Erkenntnisse, unter anderem zur Häufigkeit der verschiedenen Gewaltdelikte:

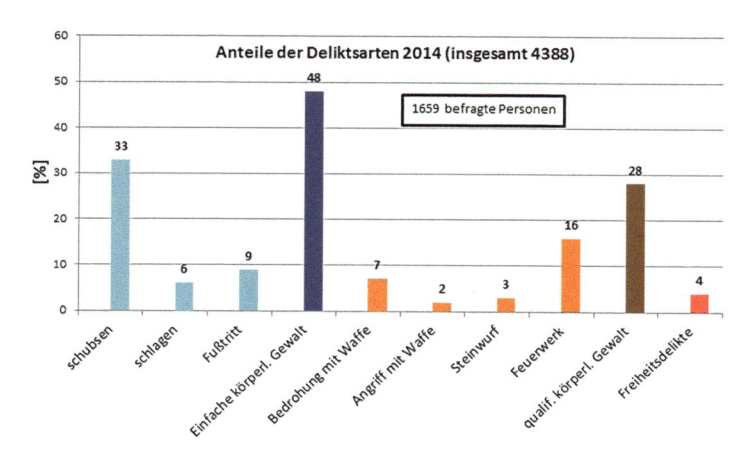

Abb. 8a. Anteile der Deliktarten 2014

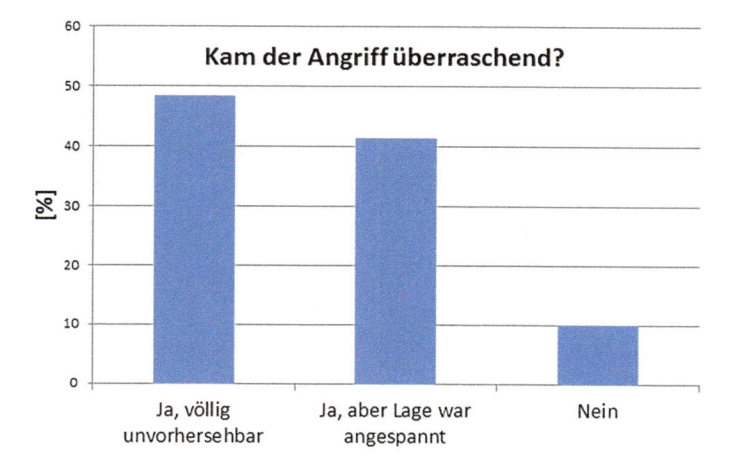

Abb. 8b. Worst Case-Erfahrungen

Zudem ergab die Befragung von fast 1370 Rettungskräften, dass der bisher schlimmste selbst erlebte Übergriff („worst case") für 48,5 % der Befragten „völlig unvorhersehbar" war. Weitere 41 % gaben an, dass sie die Lage zuvor zumindest als „angespannt" empfunden hatten, aber dennoch den Übergriff nicht vorhergesehen haben.

Aus diesen Zahlen leiteten sich wichtigsten Schulungsziele für den Rettungsdienstalltag ab:

Einsatzkräfte müssen grundlegend für Gefahrensituationen sensibilisiert werden, um Eskalationen und Gewaltausbrüche besser frühzeitig voraussehen und entsprechend reagieren zu können.

Und: Trotz des durchaus besorgniserregenden Anstiegs der Gewalt gegen Einsatzkräfte machen nach wie vor verbale Übergriffe und einfache körperliche Gewalt den weitaus größten Teil der Fälle aus. Auch im Hinblick darauf, dass hoch gefährliche Techniken wie Entwaffnung und Fixierung weder in einem Buch noch in einem Seminar auch nur ansatzweise vermittelt werden können, konzentriert sich daher dieses Buch auf den Teilbereich der häufigsten und vergleichsweise einfach zu bewältigenden Attacken. Deren Bedeutung ist nicht zu unterschätzen. Auch wenn Worte oder vermeintlich harmlose Schubser oder gar Ohrfeigen nicht zu schweren Verletzungen oder Dienstunfähigkeit führen, so stellen sie auf die Dauer doch eine erhebliche Belastung dar, mindern die Motivation und können schlimmstenfalls sogar zu einer inneren Haltung führen, die aggressives Verhalten von Patienten oder Angehörigen fördert.

Much Alexander Habitz
im Sommer 2019

Danksagung

Ich möchte mich gerne bei allen bedanken, die mich unterstützt haben bei der Entwicklung des Programmes und bei der Erstellung dieses Buches.

Insbesondere möchte ich mich bei folgenden Menschen und auch Tieren bedanken:

Sandra Weißbrodt für die hingebungsvolle Entwicklungsarbeit und den pausenlosen Verbesserungswillen sowie für die unermüdliche Verbesserung des Textes.

Dorothee Börner für ein tolles Lektorat und wertvollen Tipps zur Gestaltung des Buches.

Der Freiwillig Feuerwehr Eckenhagen, Löschzug Hespert für die tollen Fotos.

Bernhard Rühl für die Weitergabe seines fundamentalen Wissens.

Michaela Prazak für die schönen Fotos und die Hilfe bei der Entwicklung des Programmes.

Claudia Landgraf mit ihrem Hund Dayan für die perfekte Beratung zum Thema Hund und die tollen Fotos.

Silke Dillmann und ihrem Schäferhund Bones für ihre Geduld und die tolle Mitarbeit bei unserem Fotoshooting.

Herrmann Möllenbrock für seine Geduld und seine tollen Fotos.

Oliver Stahl mit Hund Baxter für tolle Aufnahmen und wertvollen Tipps.

Andre Hertel für tolle Fotos.

Much
im Sommer 2019

Alexander Habitz

Inhaltsverzeichnis

1	**Gesetzesgrundlagen**	1
1.1	Notwehr: § 32 (StGB)	1
1.2	Spezialfall: „Erkennbar schuldloser Angreifer"	5
1.3	Unterlassene Hilfeleistung: § 323c (StGB)	5
1.4	Garantenstellung	6
1.5	Polizeigesetz: § 35 Abs. 1 Nr. 1 PolG NRW	8
1.6	Transportverweigerung: § 105 Abs. 2 (BGB)	9
1.7	Zwangseinweisung	11
1.8	Widerstand gegen Vollstreckungsbeamte bzw. gegen Personen, die Vollstreckungsbeamten gleichstehen: §§ 113, 114 und 115 (StGB)	14
1.9	Das Adhäsionsverfahren	15
2	**Was ist Eigensicherung?**	17
2.1	Eigensicherung umfasst	18
2.2	Was ist der Gefahrenradar?	18
2.3	Die Eigensicherung hat vier „innere Feinde"	19
2.4	Grundlagen der Gefahrenbewältigung	19
2.5	Aggressionen verstehen und kontrollieren	20
2.6	Wie entsteht Aggression durch Ärger?	21

2.7	Frustration und Ärger sind nicht die einzigen Auslöser für Aggressionen.	22
2.8	Konkrete Beispiele für mögliche Aggressionsauslöser im Rettungsdiensteinsatz	23
2.9	Manche Krankheitsbilder stellen den Rettungsdienst vor besondere Herausforderungen.	23
2.10	Demenz	23
2.11	Schizophrene Psychosen	25
2.12	Manische Zustände	29
2.13	Autismus	30
2.14	Akute hirnorganische Schädigungen (auch Schädel-Hirn-Trauma)	32
2.15	Suchterkrankungen	33
2.16	Körperliche Behinderungen	33
2.17	Beurteilungskriterien für eine unmittelbar oder kurzfristig drohende Gewalt durch psychisch kranke Patienten	33
2.18	Mögliche Vorwarnzeichen eines aggressiven Patienten	34
2.19	Was passiert in meinem Körper bei drohender Gewalt/Aggression?	34
2.20	Wie sollte ich mich verhalten/worauf sollte ich achten?	34

3 Grundlagen der Kommunikation 37

3.1	Abraham Maslows Bedürfnispyramide	37
3.2	Die vier Seiten einer Nachricht	39
3.3	Das Teufelskreismodell	41
3.4	Das Johari Fenster	42
3.5	Was ist CRM? Und brauchen wir das?	44
3.6	Hintergrund CRM	44
3.7	Inhalte des CRM	45
3.8	Feedback im Crew Resource Management	50
3.9	Prinzip und Wirkung	51
3.10	Feedback-Regeln	52

	3.11	Deeskalationsstrategien	54
	3.12	Aktives Zuhören bedeutet	55
	3.13	Strategie 1: Vantastic 4	55
	3.14	Strategie 2: Tit for Tat	58
	3.15	Deeskalationsmodellsätze	59
	3.16	Der Eigenton	60
4	**Patientenschonende Selbstverteidigung**		**63**
	4.1	Basistechnik: Sicherheitsstellung	63
	4.2	Jacke wird mit beiden Händen gepackt	65
	4.3	Jacke wird mit beiden Händen gepackt – Kollege kann helfen	67
	4.4	Jacke wird mit einer Hand gepackt	68
	4.5	Jacke wird mit einer Hand gepackt, Angreifer schlägt	70
	4.6	Jacke wird mit einer Hand gepackt, Kollege hilft	71
	4.7	Schubsen	73
	4.8	Schieben	75
	4.9	Schlagen	77
	4.10	Schwitzkasten	78
	4.11	Rettungsdienst am Boden, Tritte zum Kopf	81
	4.12	Ein Handgelenk wird gegriffen	84
	4.13	Handgelenke werden aus der Sicherheitsstellung heraus gegriffen	87
	4.14	An den Haaren ziehen	89
	4.15	An den Haaren ziehen mit Kniestoß zum Kopf	92
	4.16	Würgen mit zwei Händen	95
	4.17	Nothilfe	100
5	**Einsatztaktik**		**101**
	5.1	Allgemeines Ablaufschema	101
	5.2	Gefahren einstufen und kommunizieren: Ampelsystem	102
	5.3	Situation: Patient sitzt auf einer Bank	105
	5.4	Patient springt auf und versucht anzugreifen	108

5.5	Situation: Patient liegt auf einer Bank/auf dem Boden	110
5.6	Sichere Annäherung an eine Haus- oder Wohnungstür	113
5.7	Situation: Rettungsdienst oder Patient wird von mehreren Personen bedroht	115
5.8	L-Stellung	116
5.9	Sicherer Rückzug	117
5.10	Sicherheit beim Transport im Rettungswagen	118
5.11	Spezielle Einsatzsituationen	119

6 Patient mit Hund ... 123
- 6.1 Vorsichtiges Vorgehen bei der Annäherung an einen Patienten mit Hund ... 124
- 6.2 Aggressionsformen beim Hund ... 129
- 6.3 Wenn der Hund springt oder angreift ... 131
- 6.4 Wenn Sie durch Anspringen oder einen Angriff zu Boden gegangen sind ... 132

7 Taktisches Vorgehen und Verhalten ... 135
- 7.1 Taktische Bewegung im Treppenhaus und Aufenthalt auf Treppenabsätzen ... 135
- 7.2 Grundsätze bei Einsätzen im Zusammenhang mit Gewaltverbrechen ... 140
- 7.3 Größere polizeiliche Lagen (Schießerei, Geiselnahme, etc.) ... 140
- 7.4 Freiheitsberaubung des Rettungsteams mit oder ohne Waffe ... 141

8 Persönliche Schutzausrüstung/Schutzwesten ... 143
- 8.1 Ballistische Westen ... 143
- 8.2 Wirkungsweise einer Schutzweste ... 144
- 8.3 Stichschutzwesten ... 146
- 8.4 Stichschutz- oder stichhemmende Weste? ... 146
- 8.5 Was Stichschutzwesten kosten ... 146
- 8.6 Was Stichschutzwesten wiegen ... 147
- 8.7 Welche Schutzlevel und Schutzklassen gibt es? ... 147

9	**Die Feuerwehr im Einsatz**		149
	9.1	Schaulustige	152
	9.2	Zurückhalten von Personen	152
	9.3	Platzverweisung	154
	9.4	Vollzug der StVO	154
10	**Rollenspiele**		157
	10.1	Übung 1	158
	10.2	Übung 2	159
	10.3	Übung 3	161
	10.4	Übung 4	162
	10.5	Übung 5	163
	10.6	Übung 6	164
	10.7	Übung 7	165
	10.8	Übung 8	166
	10.9	Übung 9	167
	10.10	Übung 10	168
	10.11	Übung 11	168
11	**Nachbereitung kritischer Einsätze**		171
Quellenverzeichnis			173
Stichwortverzeichnis			177

Über den Autor

Alexander Habitz Ende der neunziger Jahre Ausbildung zum Rettungsassistent beim Deutschen Roten Kreuz in Köln. 1999 Wechsel zur Flughafenfeuerwehr Köln/Bonn und 18 monatige Ausbildung zum Feuerwehrmann. Im Lauf der weiteren Berufsjahre Ausbildung zum Gruppenführer am Institut der Feuerwehr NRW in Münster.

Habitz ist seit Kindertagen begeisterter Kampfsportler und erarbeitete sich den zweiten Lehrergrad des EWTO WingTsun sowie diverse Trainerscheine, darunter z. B. Gewaltprävention und den verbandinternen Trainerschein 3, der zum Unterrichten aller 12 Schülergrade berechtigt.

In Berührung mit dem Thema „Gewalt im Rettungsdienst" kam er durch persönliche Negativerfahrungen und unqualifizierte Fortbildungen zum Thema Gewalt im Rahmen der gesetzlichen Rettungsdienstfortbildung.

Dadurch inspiriert, anderen Rettungsdienst- und Feuerwehrkollegen ein geeignetes Mittel an die Hand zu geben, sich selbst schützen zu können, entwickelte er in vierjährige, mühevoller Arbeit ein Unterrichtsprogramm auf Basis eigener Erfahrungen, durch Berichte von Kollegen sowie seiner Ausbildung als Gewaltpräventions- und Kampfkunstlehrer. Hierbei profitierte er von der Unterstützung durch Spezialisten für Polizeitaktiken, Kampfsportausbilder, Lehrer für Selbstverteidigung und Pädagogen.

Gesetzesgrundlagen 1

Inhaltsverzeichnis

1.1	Notwehr: § 32 (StGB)...	1
1.2	Spezialfall: „Erkennbar schuldloser Angreifer"..............	5
1.3	Unterlassene Hilfeleistung: § 323c (StGB)...................	5
1.4	Garantenstellung..	6
1.5	Polizeigesetz: § 35 Abs. 1 Nr. 1 PolG NRW..................	8
1.6	Transportverweigerung: § 105 Abs. 2 (BGB).................	9
1.7	Zwangseinweisung	11
1.8	Widerstand gegen Vollstreckungsbeamte bzw. gegen Personen, die Vollstreckungsbeamten gleichstehen: §§ 113, 114 und 115 (StGB)...	14
1.9	Das Adhäsionsverfahren	15

1.1 Notwehr: § 32 (StGB)

1. Wer eine Tat begeht, die durch Notwehr geboten ist, handelt nicht rechtswidrig.
2. Notwehr ist die Verteidigung, die erforderlich ist, um einen gegenwärtigen rechtswidrigen Angriff von sich oder einem anderen abzuwenden.

Anmerkung zu diesem Gesetz:
Das Recht zur Notwehr gilt für jeden uneingeschränkt, unabhängig vom Geschlecht, Alter, Religion oder Beruf. Trotzdem ist es nicht

© Springer-Verlag GmbH Deutschland, ein Teil von Springer Nature 2019
A. Habitz, *Gewalt im Rettungsdienst,*
https://doi.org/10.1007/978-3-662-59152-9_1

ohne Gefahr, sich auf dieses Recht zu stützen, wie uns einige Richtersprüche zeigen. Niemand kann Ihnen versichern dass Sie den Kampf zweimal gewinnen, auf der Straße und vor Gericht. Wie heißt es so schön; „Vor Gericht und auf hoher See sind wir in Gottes Hand,". Es gibt einige Tipps von Selbstverteidigungsexperten, Polizei und Richtern, wie man sich in einer Notwehrsituation verhalten sollte.

Schaffen Sie Aufmerksamkeit. Rufen sie um Hilfe und schreien Sie den Kontrahenten an. „Lassen Sie mich in Ruhe!" oder „Ich möchte keinen Ärger mit Ihnen!" sind ein guter Ansatz. Wenn Sie die angedrohte oder vollzogene Tat benennen, erhöht dies Ihre Glaubwürdigkeit vor Gericht

Folgende Beispiele wären hierfür:

- Diebstahlversuch: „Hilfe, lassen Sie mich in Ruhe!", „Lassen Sie meine Tasche los!", „Hilfe! Feuer!"

- Sexuelle Belästigung: „Hilfe, lassen Sie mich in Ruhe!", „Fassen Sie mich nicht an!", „Hilfe! Feuer!"

- Hilfeleistung für eine andere Person: Alarmieren Sie die Polizei, ohne dass die Täter es bemerken, Sprechen Sie den Täter aus mindestens fünf Metern Entfernung an, wenn der Täter Sie dann angreift gilt § 32 (StGB). Schubsen oder Schlagen Sie ohne Vorwarnung den Täter bei seiner Tat, kann es knifflig werden vor Gericht. Das Opfer anzusprechen, um zu erfahren ob Hilfe benötigt wird, ist eine weitere Möglichkeit den Täter von seinem Opfer abzulenken und ihn im besten Fall zu vertreiben.

Rettungskräfte sind insofern im Nachteil, als sie die Situation nicht (immer) direkt verlassen können. In Kap. 3 unter Deeskalationsstrategien werden vorgefertigte Modellsätze angeboten, die der Rettungsdienst zur Deeskalation verwenden kann und sollte.

Es gilt Verhältnismäßigkeit der Mittel. Dies bedeutet, Sie dürfen als Abwehr nicht mehr Gewalt anwenden, als Ihr Kontrahent

1.1 Notwehr: § 32 (StGB)

für den Angriff braucht. Sie merken schon, das ist in der Zeit, die Ihnen bleibt, nicht einfach zu entscheiden. Einen hundertprozentig sicheren Ausweg aus diesem Dilemma gibt es leider nicht. Ich möchte Sie jetzt nicht ohne einige Lösungsansätze weiterlesen lassen, dafür haben Sie doch schließlich dieses Buch gekauft.

Flüchten Sie, wenn möglich.

Die erste Verteidigung sollte so effektiv sein, dass kein weiterer Angriff möglich ist.

Benutzen Sie keine verbotene Waffe, z. B. Messer oder Reizgas, denn es könnte Ihnen vor Gericht zur Last gelegt werden, dass Sie wissentlich den Angriff provoziert haben, weil Sie bewaffnet in die Situation gegangen sind. Zweitens könnte die Waffe gegen Sie gerichtet werden, wenn der Angreifer Ihnen die Waffe entwenden kann.

Benutzen Sie bei bewaffneten Gegnern Alltagsgegenstände, wie Handtasche, Rucksack, Kugelschreiber, Autoschlüssel, Regenschirm oder kaufen Sie einen Schrillalarm (siehe Anhang).

Wenn der Angriff abgewehrt ist, rufen Sie immer die Polizei an, falls nötig, leisten Sie Erste Hilfe.

Zeigen Sie den Angreifer an.

Gemäß § 374 Abs. 1 der Strafprozessordnung „können vom Verletzten im Wege der Privatklage bestimmte Straftaten verfolgt werden, ohne dass es einer vorgängigen Anrufung der Staatsanwaltschaft bedarf". Hier eine Aufzählung der betreffenden Straftaten:

– Hausfriedensbruch (§ 123 (StGB));

– Beleidigung (§§ 185, 186, 187, 188, 189 (StGB), wenn sie nicht gegen eine der in § 194 Abs. 4 (StGB)) genannten politischen Körperschaften gerichtet ist;

– Verletzung des Briefgeheimnisses (§ 202 (StGB));

– Körperverletzung (§§ 223 und 229 (StGB));

– Nachstellung (§ 238 Abs. 1 (StGB));

- Bedrohung (§ 241 (StGB));

- Bestechlichkeit oder Bestechung im geschäftlichen Verkehr (§ 299 (StGB));

- Sachbeschädigung (§ 303 (StGB));

- Straftat (§ 323a (StGB)), wenn die im Rausch begangene Tat ein in den Nummern 1 bis 6 genanntes Vergehen ist;

- Straftat nach den §§ 16, 17, 18, 19 des Gesetzes gegen den unlauteren Wettbewerb;

- Straftat nach § 142 Abs. 1 des Patentgesetzes, § 25 Abs. 1 des Gebrauchsmustergesetzes, § 10 Abs. 1 des Halbleiterschutzgesetzes, § 39 Abs. 1 des Sortenschutzgesetzes, §§ 143 Abs. 1, 143a Abs. 1 und 144 Abs. 1 und 2 des Markengesetzes, § 51 Abs. 1 und § 65 Abs. 1 des Geschmacksmustergesetzes, nach den §§ 106, 107, 108 sowie 108b Abs. 1 und 2 des Urheberrechtsgesetzes und § 33 des Gesetzes betreffend das Urheberrecht an Werken der bildenden Künste und der Fotografie.

Bedenken Sie, wenn der Angriff beendet ist, besteht kein Recht mehr auf Notwehr. Ganz konkret bedeutet das, haben Sie die Hand des Angreifers aufgehalten, umgelenkt oder sind ausgewichen und es erfolgt kein offensichtlicher weiterer Angriff, weichen Sie dann von der Notwehr ab, wenn Sie den vormaligen Angreifer in der Folge verletzen. Sie bemerken das Dilemma, wie soll man in dieser Situation so schnell und präzise urteilen? Niemand kann das. Auch hier gelten die vorher beschriebenen fünf Tipps. Bedenken Sie: Auch ohne hundertprozentige Rechtssicherheit haben Sie das Recht auf körperliche Unversehrtheit (§ 2 Absatz 2 (GG)) und dieses sollten Sie nutzen. Ganz simpel gedacht, lieber gesund und vor Gericht verlieren, als tot oder dauerhaft körperlich eingeschränkt.

1.2 Spezialfall: „Erkennbar schuldloser Angreifer"

Dieser Spezialfall betrifft Psychisch Kranke, Intoxikierte und Minderjährige (< 14 Jahre).

Die Psychische Erkrankung oder der Rauschzustand, bzw. das Alter müssen erkennbar oder bekannt sein.

Bei einem Angriff durch eine „erkennbar schuldlose" Person muss versucht werden, auszuweichen, zu fliehen oder Hilfe zu holen. Wenn das nicht möglich ist, darf der Angriff nur abgewehrt werden. Nur als allerletztes Mittel ist eine aktive Verteidigung gegen den Angriff zulässig. Die Verhältnismäßigkeit muss dabei besonders beachtet werden!

Ein Angriff gegen Sachgüter mit geringem Wert oder nachrangige Rechtsgüter wie Ehre oder Recht am eigenen Bild ist hinzunehmen. Angriffe gegen Leib, Leben und sexuelle Selbstbestimmung dürfen immer unter voller Ausschöpfung des Notwehrrechtes abgewehrt werden.

1.3 Unterlassene Hilfeleistung: § 323c (StGB)

Wer bei Unglücksfällen oder gemeiner Gefahr oder Not nicht Hilfe leistet, obwohl dies erforderlich und ihm den Umständen nach zuzumuten ist, insbesondere ohne erhebliche eigene Gefahr und ohne Verletzung anderer wichtiger Pflichten, wird mit Freiheitsstrafe bis zu einem Jahr oder mit Geldstrafe bestraft.

Anmerkung zu diesem Gesetz und dessen Bedeutung für Rettungskräfte:

Grundgedanke des § 323c (StGB) ist, die in Notfällen gebotene mitmenschliche Solidarität innerhalb der Gesellschaft zu wahren. Die unterlassene Hilfeleistung ist ein echtes Unterlassungsdelikt; das heißt, der Tatbestand sieht als Tathandlung das Unterlassen einer gebotenen Handlung vor. Der Strafrahmen ist verhältnismäßig milde und liegt bei Geldstrafe bis zu einem Jahr Freiheitsstrafe. Lassen es also die Umstände erwarten und ist es für den Einzelnen zumutbar, dann besteht für jedermann die Pflicht einem anderen Menschen in seiner Lage zu helfen, wenn dies erforderlich ist. Ein Unfall oder ein Unglücksfall erfordert beispielsweise eine solche Hilfeleistung. Unter einem Unglücksfall ist ferner das plötzliche Eintreten eines Ereignisses zu verstehen, welches enormen Schaden anrichtet und selbiges droht, zu verursachen. Weiterhin ist die unterlassene Hilfeleistung ein Vorsatzdelikt. Erkennt also der Unterlassende, dass seine Hilfe bei den Umständen erforderlich ist, verweigert aber trotz dieses Wissens die Hilfeleistung, dann geschieht dies vorsätzlich. Bei dem Terminus „gemeine Gefahr" handelt es sich um eine bestimmte Sachlage, bei dem Menschen oder Dinge von hohem Wert einer Gefährdung unterliegen. Im Strafrecht bezeichnet die gemeine Gefahr vor allem eine gemeingefährliche Straftat, durch welche Leben, Gesundheit oder Eigentum eines oder mehrerer Menschen in Gefahr sind. Im Übrigen kommt es nicht auf die Erfolgsaussichten der Hilfeleistung an. Einem Verunglückten muss immer geholfen werden. Eine Ausnahme bildet die offensichtlich nutzlose Hilfe. Das ist etwa dann der Fall, wenn das Opfer bereits tot ist. Unterlassene Hilfeleistung liegt weiterhin ebenfalls nicht vor, wenn der Verletzte die Hilfeleistung ablehnt oder, wenn bereits andere Personen am Unfallort sind und entsprechende Hilfe leisten.

1.4 Garantenstellung

Die Verwirklichung einer Strafnorm ist nicht nur durch eine aktive Handlung möglich. Abgesehen von der unterlassenen Hilfeleistung (§ 323c (StGB)) als echtem Unterlassungsdelikt kann auch sonst der Tatbestand des sogenannten Begehungsdelikts regelmäßig durch ein Unterlassen verwirklicht werden (als sog. unechtes Unterlassungsdelikt).

Dieses Unterlassen kann aber nur dann einem aktiven Tun entsprechen, wenn dem Unterlassenden auch die rechtliche Pflicht obliegt, dafür Sorge zu tragen, dass eine bestimmte Folge nicht eintritt.

1.4 Garantenstellung

Eine solche Pflicht wird als Garantenpflicht bezeichnet. Dabei unterscheidet man zwischen Beschützergarant (der das Opfer vor der Außenwelt schützt) und Überwachergarant (der die Außenwelt vor dem Opfer schützt).
In beiden Fällen hat der Garant dafür Sorge zu tragen, dass ein bestimmter tatbestandlicher Erfolg nicht eintritt. Dazu darf er nicht nur selbst keine fremden Rechtsgüter verletzen, sondern muss aktiv einer drohenden, fremden Rechtsgutsverletzung entgegentreten, um sie nach Möglichkeit zu verhindern. Ein Beispiel verdeutlicht dies:

Niemand darf die Gesundheit eines anderen schädigen. Bei bestehender Garantenpflicht muss nach Möglichkeit die körperliche Unversehrtheit einer Person gewährleistet werden. Ansonsten entsteht eine Strafbarkeit des Garanten infolge einer Körperverletzung durch Unterlassen.

Entstehen kann eine Garantenpflicht aus vielen Umständen heraus, z. B. aus Rechtsvorschriften, familiärer Verbundenheit, Lebens- und Gefahrgemeinschaften, z. B. Bergsteigergruppen, freiwilliger Übernahme von Schutz- und Beistandspflichten, z. B. als Babysitter oder Bademeister, pflichtwidrigem, gefährlichen Vorverhalten (sog. Ingerenz), z. B. Verursachung eines Verkehrsunfalls.
Der Besitz bestimmter Fähigkeiten oder besonderen Fachwissens begründet keine Garantenpflicht per se. Bloß weil jemand Fachmann auf seinem Gebiet ist, hat er nicht permanent für die Sicherheit seiner gesamten Umwelt einzustehen.
Allerdings bestehen im Falle seiner Hilfeleistung dann aufgrund seiner Fähigkeiten höhere Anforderungen an die Qualität der Maßnahmen.
Für den Rettungsdienst hat der Bundesgerichtshof im Jahr 2001 (1 Str 130/01) festgestellt:

„Nehmen Rettungssanitäter ihre Aufgabe wahr, entsteht ein Obhutsverhältnis gegenüber dem Betroffenen, das wesentlich von der Pflicht bestimmt ist, diesen vor weiteren gesundheitlichen Beeinträchtigungen zu bewahren (Garantenstellung durch die tatsächliche Übernahme der Gewähr für das Rechtsgut Gesundheit)."

1.5 Polizeigesetz: § 35 Abs. 1 Nr. 1 PolG NRW

1. Die Polizei kann eine Person in Gewahrsam nehmen, wenn dies
   a. zum Schutz der Person gegen eine Gefahr für Leib oder Leben erforderlich ist, insbesondere weil die Person sich erkennbar in einem die freie Willensbestimmung ausschließenden Zustand oder sonst in hilfloser Lage befindet;
   b. unerlässlich ist, um die unmittelbar bevorstehende Begehung oder Fortsetzung einer Straftat oder einer Ordnungswidrigkeit von erheblicher Bedeutung für die Allgemeinheit zu verhindern;
   c. unerlässlich ist, um eine Platzverweisung nach § 34 durchzusetzen;
   d. unerlässlich ist, um eine Wohnungsverweisung oder ein Rückkehrverbot nach § 34a durchzusetzen;
   e. unerlässlich ist, um private Rechte zu schützen, und eine Festnahme und Vorführung der Person nach den §§ 229, 230 Abs. 3 (BGB) zulässig ist.
2. Die Polizei kann Minderjährige, die sich der Obhut der Sorgeberechtigten entzogen haben, in Gewahrsam nehmen, um sie den Sorgeberechtigten oder dem Jugendamt zuzuführen.
3. Die Polizei kann eine Person, die aus dem Vollzug von Untersuchungshaft, Freiheitsstrafen oder freiheitsentziehenden Maßregeln der Besserung und Sicherung entwichen ist oder sich sonst ohne Erlaubnis außerhalb der Justizvollzugsanstalt aufhält, in Gewahrsam nehmen und in die Anstalt zurückbringen.

Als Beispiele zu Absatz 1 sind zu nennen:

- Eine stark alkoholisierte Person wird in einer kalten Winternacht in Gewahrsam genommen, damit sie nicht erfriert.

- Eine Person, deren Suizid von der Polizei verhindert werden konnte, wird zu ihrem Schutz so lange in polizeilichen Gewahrsam genommen, bis die zuständige Ordnungsbehörde eine Soforteinweisung in ein Landeskrankenhaus veranlasst hat.

- Die Polizei hat Personen im Anschluss erfolglos verlaufender Suizidversuche so lange festzuhalten, bis die zuständige Ordnungsbehörde darüber entschieden hat, ob eine Soforteinweisung der Person auf der Grundlage von § 14 PsychKG NRW in Betracht kommt.

1.6 Transportverweigerung: § 105 Abs. 2 (BGB)

Nichtigkeit der Willenserklärung

1. Die Willenserklärung eines Geschäftsunfähigen ist nichtig.
2. Nichtig ist auch eine Willenserklärung, die im Zustand der Bewusstlosigkeit oder vorübergehenden Störung der Geistestätigkeit abgegeben wird.

Problematisch ist sehr häufig der Fall, dass ein Patient die für ihn dringend erforderliche Behandlung oder den Transport verweigert. Ein altes Sprichwort sagt: „Der Wille des Menschen ist sein Himmelreich".

Rechtlich gilt nichts anderes. Verbittet sich ein einwilligungsfähiger Patient eine (weitere) Behandlung und/oder den Transport, so ist das für das Rettungspersonal bindend. Allein Versuche, an seine Vernunft zu appellieren und ihn umzustimmen, sind zulässig.

Zunächst sollte der Patient umfassend über seinen Gesundheitszustand und alle etwaigen Konsequenzen seiner Weigerung aufgeklärt werden. Dabei sollte weitestgehend auf Diagnosen verzichtet werden, da diese unzutreffend sein und die Entscheidung in die falsche Richtung beeinflussen könnten.

Anschließend ist der Patient darauf hinzuweisen, dass er allein die Verantwortung trage und im Falle eines resultierenden Schadens niemanden haftbar machen könne.

Von hoher Bedeutung kann die Dokumentation einer solchen Transportverweigerung sein. Im besten Falle unterschreibt der Patient ein Formular, das folgenden Inhalt hat:

„Hiermit bestätige ich, (Name, Vorname), dass ich am heutigen Tage (Datum) vom Rettungsdienst, Herrn (Name des Mitarbeiters), über meine Erkrankung bzw. Verletzung und deren mögliche Folgen aufgeklärt worden bin. Eine Behandlung und/oder einen Transport in ein Krankenhaus lehne ich entgegen der Belehrung über mögliche Konsequenzen ab."

Zwar ist hierdurch bei einer späteren rechtlichen Auseinandersetzung keine hinreichende Sicherheit gewährleistet. Zumindest liegt dann aber ein hilfreiches Schriftstück mit Indizwirkung vor.

Nach Möglichkeit sollten auch die Unterschriften, wichtiger noch die Personalien, von anwesenden Zeugen beigebracht werden.

Danach ist der Patient darauf hinzuweisen, dass er seinen Hausarzt aufsuchen soll. Das dort bestehende Vertrauensverhältnis kann oft dazu beitragen, dass der Patient sich vom Hausarzt umstimmen lässt. Auch das Hinzurufen eines Notarztes kann sinnvoll sein.

Zum einen, weil auch dieser die Ernsthaftigkeit der Lage darlegen und unter Umständen den Patienten von der Notwendigkeit der Behandlung bzw. des Transports überzeugen kann, zum anderen, weil er bei Vorliegen der weiteren Voraussetzungen eine sofortige Unterbringung mit der Folge der Zwangsbehandlung in die Wege leiten kann.

Sehr ratsam ist es, die Polizei hinzuzurufen. Allein der Eindruck anrückender Polizeikräfte kann den Patientenwunsch vorteilhaft gestalten.

Vor allem sind Polizeibeamte aber sehr wertvolle Zeugen und haben zum Beispiel bei Patienten, bei denen die Gefahr allein daraus resultiert, dass sie über alle Maßen alkoholisiert sind, die Möglichkeit, sie gemäß § 35 Abs. 1 Nr. 1 PolG NRW (und vergleichbarer Vorschriften in anderen Landespolizeigesetzen) in Gewahrsam zu nehmen.

Fraglich ist, inwieweit ein Patient wirksam den Transport verweigern kann, wenn er zuvor bewusstlos gewesen ist. Es ist davon auszugehen, dass ein soeben aus der Bewusstlosigkeit Erwachter noch nicht im Vollbesitz seiner geistigen Kräfte ist und infolgedessen nicht in der Lage ist, eine so weitreichende Entscheidung zu treffen. § 105 Abs. 2 (BGB) besagt, dass auch die Willenserklärung eines Geschäftsfähigen nichtig ist, die im Zustand der Bewusstlosigkeit oder vorübergehender Störung der Geistestätigkeit abgegeben wird.

Unter Bewusstlosigkeit ist hier nicht unbedingt das völlige Fehlen eines Bewusstseins zu verstehen (sonst läge ja bereits keine Willenserklärung vor). Vielmehr geht es hier um einen Zustand, in dem das Selbstbewusstsein des Patienten stark getrübt ist.

Infrage kommen dabei zum Beispiel hohes Fieber, starke Übermüdung, hochgradige Trunkenheit oder massiver Drogeneinfluss, aber eben auch fortdauernde Bewusstseinseintrübung unmittelbar nach einer völligen Bewusstlosigkeit.

1.7 Zwangseinweisung

Die Psychisch-Kranken-Gesetze (PsychKG) bezeichnen in den einzelnen Bundesländern diejenigen Gesetze, die es ermöglichen, psychisch kranke Menschen im Falle akuter Selbst- oder Fremdgefährdung gegen ihren Willen in psychiatrischen Fachkliniken unterzubringen.

Diese Bestimmungen heißen Unterbringungsgesetz in Bayern und im Saarland (UnterbrG oder UBG) sowie Freiheitentziehungsgesetz in Hessen.

Am 12. Oktober 2011 hat das Bundesverfassungsgericht entschieden, dass im baden-württembergischen Gesetz die

Unterbringung psychisch Kranker keine ausreichende Gesetzesgrundlage für eine Zwangsbehandlung darstellt, daher trat am 1. Januar 2015 das neue Gesetz über Hilfen und Schutzmaßnahmen bei psychischen Krankheiten (Psychisch-Kranken-Hilfe-Gesetz (PsychKHG) in Kraft. Diese Bestimmungen besagen im Grunde folgendes:

Ein Mensch kann dann gegen seinen eigenen Willen in eine entsprechende Fachklinik gebracht werden, wenn er unter einer psychischen Erkrankung leidet. Das gilt auch für Suchtkrankheiten wie zum Beispiel Alkoholsucht oder Drogenabhängigkeit. Wird die öffentliche Sicherheit oder die öffentliche Ordnung durch die psychische Erkrankung gefährdet, kann der Mensch gegen oder ohne seinen Willen in einer psychiatrischen Fachklinik oder in einer sonstigen geeigneten Weise untergebracht werden. Nach begangenen Suizidversuchen oder wenn jemand sein Leben oder in erheblichem Maße seine eigene Gesundheit gefährdet, ist es üblich, diesen Menschen in eine geschlossene psychiatrische Fachklinik einzuweisen.

Es stellt sich jedoch immer die Frage, wer gegen den Willen des Patienten solch eine Einweisung anordnen darf. Bei einer, im rechtlichen Sinne, unter Betreuung stehenden Person kann zum einen ein Betreuer beim zuständigen Vormundschaftsgericht einen Antrag auf Unterbringung in einer Fachklinik stellen. Über diesen Antrag entscheidet dann dieses Gericht. Falls diesem stattgegeben wird, kann der unter Betreuung stehende Patient in einer entsprechenden Fachklinik untergebracht werden. Wenn eine akute Erkrankung vorliegt, ein Suizidversuch oder eine Psychose, kann der zuständige Arzt, also Notarzt oder diensthabender Arzt, im Krankenhaus eine Unterbringung veranlassen.

Wenn sich jemand zum Beispiel in suizidaler Absicht nachts in einen Fluss gestürzt hat und die Feuerwehr und der Rettungsdienst vor Ort sind und eine Rettung aus dem Wasser erfolgt ist, kann der diensthabende Notarzt eine Einweisung in die Notaufnahme der nächsten psychiatrischen Fachklinik anordnen.

Eine weitere Möglichkeit ist, dass ein Patient zur Beobachtung in ein Krankenhaus eingeliefert wird, zum Beispiel nach einem Verkehrsunfall, bei dem er selbst nicht verletzt wurde, die Mitinsassen des verunglückten Fahrzeugs aber

1.7 Zwangseinweisung

verstorben sind. Die Nachricht löst bei ihm nun eine solche psychische Krise aus, dass eine sichere Übernachtung in einer normalen Klinik nicht mehr gewährleistet werden kann. Der Patient kann dann auf Anordnung des Oberarztes vom Dienst in eine Fachklinik verlegt werden.

Ein weiteres Beispiel wäre, wenn in einer Justizvollzugsanstalt ein Insasse nach einigen Jahren eine Depression entwickelt und ihm eines Tages seine Ehefrau zum Ende der Besuchszeit offenbart, dass sie einen neuen Partner hat und die Scheidung einreichen wird. Daraufhin werden die Depressionen so schlimm, dass eine Selbstgefährdung nicht völlig auszuschließen ist. Der Inhaftierte kann dann in eine Fachklinik mit entsprechender Sicherheitsausrüstung verlegt werden, dies kann der Leiter der Justizvollzugsanstalt auf Anraten des Anstaltsarztes veranlassen. In vielen Bundesländern sind diese drei Fälle zulässig. Von den Entscheidungsträgern wird in manchen Bundesländern erwartet, den zuständigen Amtsarzt telefonisch zu kontaktieren, um sich seinen Rat und seine Zustimmung zu holen. Diese unterschiedlichen Regelungen verdeutlichen, dass die psychiatrischen Einrichtungen Ländersache sind, deswegen unterscheiden sich auch die Gesetze. Wie eingangs erwähnt gilt in Bayern das Unterbringungsgesetz und im Nachbarbundesland Hessen das Freiheitsentziehungsgesetz. Da in der Regel der Transport vom Rettungsdienst durchgeführt wird, wird dieser in vielen Fällen von Polizeibeamten begleitet, um ihn zu überwachen und um alle Beteiligten zu schützen. Das zuständige Gericht muss 24 h nach Einweisung über den weiteren Verbleib der betroffenen Person entscheiden. Eine Entlassung ist in vielen Fällen, auch nach so einer kurzen Zeit, möglich. Eine ambulante Betreuung erfolgt meist im Anschluss an einen Aufenthalt in einer psychiatrischen Klinik, diese kann mittels Beschluss als Auflage vom Gericht angeordnet werden. Hat ein Patient sich nach Ablauf der 24 h wieder so beruhigt, dass eine Selbst- und Fremdgefährdung völlig ausgeschlossen werden kann, kann dieser nach Hause entlassen werden oder in eine allgemeine Klinik verlegt werden. Personen, die sich selbst oder gar andere Menschen gefährden könnten, müssen hingegen länger in der Psychiatrie bleiben. Dies gilt auch, wenn sie infolge ihrer

Erkrankung eine Straftat begangen haben, solche Betroffenen müssen üblicherweise länger in der Einrichtung bleiben. Gegen den Beschluss des Gerichts sind Rechtsmittel wie das der Beschwerde möglich. Daraufhin wird zeitnah durch eine höhere Instanz über den Beschluss entschieden. Die allgemeinen Grundrechte des Eingewiesenen bleiben erhalten, es werden lediglich die Grundrechte der Freiheit und der Freizügigkeit eingeschränkt. Der Grundsatz der Verhältnismäßigkeit gehört zum Grundrechtschutz und muss auch bei eingeschränkten Grundrechten gewahrt bleiben. Deshalb können Angehörige des Eingewiesenen davon ausgehen, dass der Patient in der Einrichtung gut behandelt wird. Eine Fixierung ans Bett darf beispielsweise nur vorgenommen werden, wenn das Mittel im Verhältnis zum Ziel angemessen erscheint und diese absolut notwendig ist. Vor der Fixierung ist es oftmals nötig, eine richterliche Anordnung einzuholen.

1.8 Widerstand gegen Vollstreckungsbeamte bzw. gegen Personen, die Vollstreckungsbeamten gleichstehen: §§ 113, 114 und 115 (StGB)

Wer einem Amtsträger bei einer Diensthandlung Widerstand leistet oder ihn tätlich angreift, kann mit einer Freiheitsstrafe von bis zu 3 Jahren, in schweren Fällen bis zu 5 Jahren bestraft werden.

Ebenso wird bestraft, wer bei Notfällen Hilfeleistende der Feuerwehr, des Katastrophenschutzes oder eines Rettungsdienstes durch Gewalt oder durch Drohung mit Gewalt behindert oder sie dabei tätlich angreift.

Wenn Sie einen gewaltsamen Übergriff erlebt haben, sollten Sie unbedingt Anzeige nach §§ 113, 114 und 115 (StGB) erstatten!

1.9 Das Adhäsionsverfahren

Dem Verletzten einer Straftat bietet, das Adhäsionsverfahren die Möglichkeit, einen aus der Straftat entstandenen vermögensrechtlichen Anspruch bereits im Strafverfahren geltend zu machen. Solche Ansprüche sind zum Beispiel Schadenersatz oder Schmerzensgeld. Dieser Anspruch darf allerdings noch nicht anderweitig gerichtlich geltend gemacht worden sein. Zum einen soll das Adhäsionsverfahren die Doppelarbeit der Gerichte vermeiden. Wenn das Strafgericht positiv über den vermögensrechtlichen Anspruch entschieden hat, kann dieser vor einem Zivilgericht nicht mehr geltend gemacht werden. Zum anderen wird dem Verletzten eine weitere Klage vor dem Zivilgericht erspart. Der Verletzte kann die im Zusammenhang mit den bei der strafrechtlichen Untersuchung eingeholten Beweisen des Gerichtes nun auch für seinen vermögensrechtlichen Anspruch nutzen.

Wie wird das Adhäsionsverfahren eingeleitet?
Um seine vermögensrechtlichen Ansprüche geltend machen zu können, ist es dem Verletzen möglich, während des Strafverfahrens auch vor der Hauptverhandlung einen schriftlichen Antrag zu stellen. In der Hauptverhandlung kann der Antrag auch mündlich gestellt werden. Bis zur Urteilsverkündung kann der Verletzte den Antrag zurücknehmen, damit ermöglicht er sich seinen Schadensersatz vor einem Zivilgericht geltend zu machen.

Wie entscheidet das Gericht über den Antrag eines Adhäsionsverfahrens?
Über den Antrag wird im Rahmen eines Strafurteils vonseiten des Strafgerichtes entschieden. Erklärt das Gericht den Angeklagten der Straftat für nicht schuldig oder kommt es zu dem Schluss, dass der Anspruch nicht besteht, so sieht es von einer Entscheidung im Urteil über den Adhäsionsantrag ab. Der Verletzte kann in dem Fall, dass das Gericht von einer Entscheidung absieht, seinen Anspruch nach wie vor bei einem Zivilgericht geltend machen. Auch den nicht zuerkannten Teil

seines Anspruches, welcher vom Strafgericht aberkannt wurde, kann der Verletzte vor einem Zivilgericht einklagen.

Welche Position hat der Verletzte im Adhäsionsverfahren?

Dem Verletzten wird die Möglichkeit eröffnet, sich im weiten Umfang am Strafverfahren zu beteiligen, des Weiteren wird ihm eine gesicherte Rechtsposition eingeräumt, um seine Interessen geltend zu machen. Der Verletzte hat das Recht auf ununterbrochene Anwesenheit in der Hauptverhandlung, auch wenn er als Zeuge in Betracht kommt. Der Verletzte hat ebenso das Recht auf rechtskundigen Beistand, er kann an den Angeklagten, die Zeugen und Sachverständigen Fragen richten und Erklärungen abgeben. Auf seinen Antrag hin kann nach den Regeln eines Zivilverfahrens, dem Verletzten Prozesskostenhilfe zugebilligt werden. Der Verletzte kann allerdings keine Rechtsmittel gegen die Entscheidung des Strafgerichtes einlegen, kann aber seine Ansprüche vor einem Zivilgericht einklagen.

Was ist Eigensicherung? 2

Inhaltsverzeichnis

2.1	Eigensicherung umfasst	18
2.2	Was ist der Gefahrenradar?	18
2.3	Die Eigensicherung hat vier „innere Feinde"	19
2.4	Grundlagen der Gefahrenbewältigung	19
2.5	Aggressionen verstehen und kontrollieren	20
2.6	Wie entsteht Aggression durch Ärger?	21
2.7	Frustration und Ärger sind nicht die einzigen Auslöser für Aggressionen.	22
2.8	Konkrete Beispiele für mögliche Aggressionsauslöser im Rettungsdiensteinsatz	23
2.9	Manche Krankheitsbilder stellen den Rettungsdienst vor besondere Herausforderungen	23
2.10	Demenz	23
2.11	Schizophrene Psychosen	25
2.12	Manische Zustände	29
2.13	Autismus	30
2.14	Akute hirnorganische Schädigungen (auch Schädel-Hirn-Trauma)	32
2.15	Suchterkrankungen	33
2.16	Körperliche Behinderungen	33
2.17	Beurteilungskriterien für eine unmittelbar oder kurzfristig drohende Gewalt durch psychisch kranke Patienten	33
2.18	Mögliche Vorwarnzeichen eines aggressiven Patienten	34
2.19	Was passiert in meinem Körper bei drohender Gewalt/Aggression?	34
2.20	Wie sollte ich mich verhalten/worauf sollte ich achten?	34

© Springer-Verlag GmbH Deutschland, ein Teil von Springer Nature 2019
A. Habitz, *Gewalt im Rettungsdienst*,
https://doi.org/10.1007/978-3-662-59152-9_2

2.1 Eigensicherung umfasst

- Psychologische Prozesse: Eigene Stärken und Schwächen erkennen und sich bewusst machen, Kenntnisse über Gefahrenpotenziale und die Psychologie potenzieller Gewalttäter erlangen, etc.,

- Strategie: Handlungsschemata für Krisensituationen entwickeln oder erlernen,

- Handeln: Selbstsicherheit ausstrahlen, Gefahrenradar, Reaktionsbereitschaft, entschlossenes Handeln durch Abrufen automatisierter, eingeübter Verhaltensweisen,

- Nachbereitung: Was ist passiert? Was kann ich aus dem Ereignis lernen? Was kann ich besser machen?

2.2 Was ist der Gefahrenradar?

Unter dem Gefahrenradar versteht man eine aufmerksame aber gelassene und ergebnisoffene Beobachtung der Situation, anwesender Personen, Tiere, Gegenstände. Dabei muss immer beachtet werden, dass sich die Lage schlagartig ändern kann. Ziel ist es, gefährliche Situationen so frühzeitig zu erkennen, dass eine körperliche Auseinandersetzung oder sogar akute Lebensgefahr vermieden oder zumindest erfolgreich und unbeschadet bewältigt werden können.

Wie geht das?

Man sollte niemals gedankenlos oder ausschließlich auf seine primäre Aufgabe konzentriert in einen Einsatz gehen (Tunnelblick vermeiden!). Das heißt, man muss aktiv nach Informationen zur Lage suchen und diese bewerten. Dabei helfen Intuition („Bauchgefühl"), Sachinformationen, z. B. aus Sicherheitsschulungen oder Fachliteratur und Erfahrungen (eigene oder die von Kollegen) und vor allem Übung!

Bei der Verarbeitung der aktiv gesammelten Informationen können folgende Fehler auftreten:

- Man übersieht eine tatsächlich vorhandene Gefahr,
- oder man meint, eine Gefahr zu erkennen, wo keine ist.

Um diese Fehler zu vermeiden, muss man seine Wahrnehmung trainieren und seine vorgefassten Meinungen und Einschätzungen immer wieder selbst kritisch hinterfragen. Mit entsprechender Übung erreicht man den Idealzustand für die Eigensicherung: Eine gelassene Wachsamkeit, also den goldenen Mittelweg zwischen Leichtsinn/Sorglosigkeit und übertriebenem Misstrauen/ständiger Angst.

2.3 Die Eigensicherung hat vier „innere Feinde"

Überheblichkeit: Sich selbst als unfehlbarer und unverletzlicher Held zu sehen kann zu Leichtsinn und eigenem unkooperativen Verhalten führen und als Provokation empfunden werden.

Angst: Negative Gedanken machen handlungsunfähig, werden als Schwäche empfunden und erhöhen das Risiko, angegriffen zu werden. Dadurch kann sich eine negative Erwartungshaltung noch verstärken.

Kompetenzillusion: der falsche Glaube, für alles gerüstet zu sein.

Falsches Weltbild: Gewalttäter haben andere Werte, Normen und Handlungsmuster. Der Rettungsdienst wird nicht zwingend als „die Guten" eingeordnet, sondern kann auch als Repräsentant des verhassten Systems, der Staatsgewalt, etc. empfunden werden.

2.4 Grundlagen der Gefahrenbewältigung

Vor dem Einsatz:

- Phase 1: Geistige Vorbereitung → kritische Situationen und deren Bewältigung im Kopf durchspielen; sich selbst fragen; „Welche Handlungsoptionen passen zu mir?"

Im Einsatz:

- Phase 2: Ein klares Bild der Lage gewinnen → Immer Lage und Personen beobachten, besonders die Hände!

- Phase 3: Richtige Dosierung der Maßnahmen → Unter- oder Übersteuern ist gefährlich!

2.5 Aggressionen verstehen und kontrollieren

Aggressives Verhalten entsteht nicht aus dem Nichts, sondern aus einem komplexen Zusammenspiel verschiedener Einflussfaktoren.

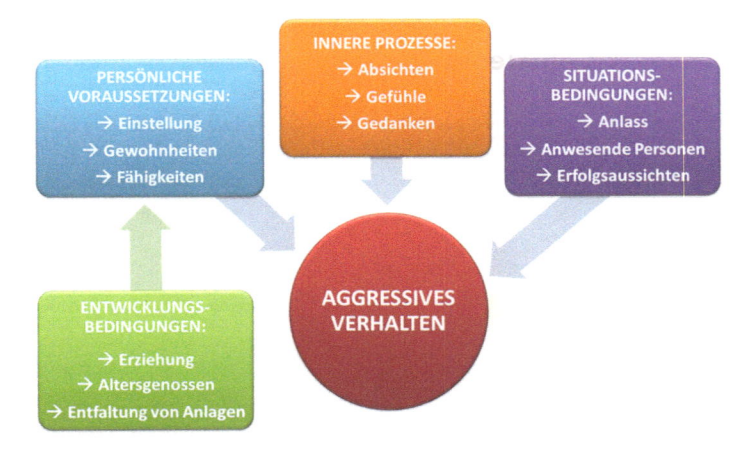

Abb. 9. Aggressives Verhalten

Die persönlichen Voraussetzungen umfassen die generelle Einstellung zu Gewalt und Aggression, die Art, wie gewohnheitsmäßig mit Konflikten oder Frustration umgegangen wird und die Fähigkeiten, negative Erlebnisse, Gefühle und Konflikte zu bewältigen und verarbeiten. Der Grundstein für diese persönliche Disposition wird schon in der frühen Entwicklung gelegt, man entwickelt sich jedoch bis hin zum Erwachsenenalter immer weiter. Maßgeblich sind dabei die Erziehung, der generelle

Einfluss von Familie und Altersgenossen sowie die Förderung oder Unterdrückung der Entfaltung von charakterlichen Anlagen.

In einer konkreten Frustrations- oder Konfliktsituation kommen innere Prozesse zum Tragen. Absichten, Gefühle, Gedanken und Bewertungen formen ein Bild der Situation, ihrer Ursachen und Konsequenzen. Wenn für eine negative Empfindung, die man hat, ein „Schuldiger" gefunden werden kann, richten sich Ärger oder Zorn gegen ihn.

Die Situationsbedingungen können einen akuten Ausbruch aggressiven Verhaltens begünstigen oder hemmen, je nachdem ob ein Sündenbock verfügbar ist oder nicht. Zu berücksichtigen ist hier, ob es einen konkreten Anlass gibt, Dampf abzulassen und ob Sanktionen zu befürchten sind, oder das aggressive Verhalten sogar Beifall und Anerkennung verheißt.

2.6   Wie entsteht Aggression durch Ärger?

Den Startpunkt bildet eine aversive Einwirkung: Provokationen, Belästigungen, Hindernisse, Beleidigungen, Drohungen, körperliche Angriffe. Diese können durch physische Stressoren verstärkt werden, z. B. Hitze, Lärm, Kälte oder Schmerzreize.

Aversive Einwirkung:		
Frustration	Provokation	Physische Stressoren

Negativer Affekt	
Ärger / Zorn	Angst

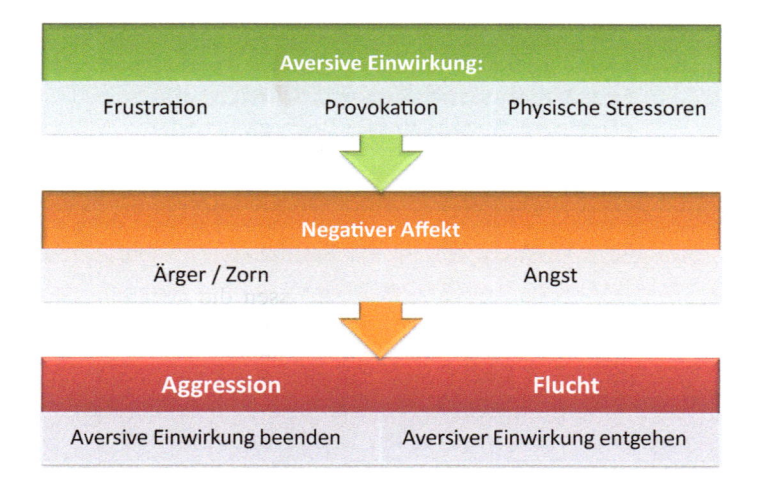

Aggression	Flucht
Aversive Einwirkung beenden	Aversiver Einwirkung entgehen

Abb. 10.   Entstehung von Aggression

Unter der aversiven Einwirkung erlebt der Mensch Leid oder Verdruss. In einem inneren Bewertungsprozess stellt er Wirkungszusammenhänge her und entwickelt konkrete Schuldzuweisungen. Das Resultat ist ein negativer Affekt, nämlich Frustration, Ärger, Wut und der Wunsch nach Beendigung der aversiven Einwirkung und/oder Vergeltung dafür. Dies führt zu zielgerichteten Aggressionen gegen den mutmaßlichen Verursacher des Übels.

Eine Reihe von Faktoren können den Ausbruch von Aggressionen begünstigen, z. B. aggressive Verhaltensgewohnheiten, eine niedrige Hemmschwelle, Signalreize (Uniform, Waffen, usw.), aggressive Modelle (Gruppendynamik) und gute Erfolgsaussichten bzw. eine geringe Wahrscheinlichkeit, für aggressives Verhalten bestraft zu werden.

Was sind die häufigsten Auslöser für Frustration und/oder Ärger?

Dies können Vereitelung oder Unterbrechung einer Aktivität (Hindernisfrustration), Herabsetzung des Selbstwertgefühls, Missachtung persönlicher Erwartungen und Wünsche sowie Verletzung allgemein verbreiteter Verhaltensnormen, z. B. Verstoß gegen gutes Benehmen oder Fairnessregeln sein.

Alle genannten Auslöser können mit hoher Wahrscheinlichkeit im Kontext eines Rettungsdiensteinsatzes auftreten. Daher muss im Umgang mit Patienten und Angehörigen mit besonderer Sensibilität vorgegangen werden.

2.7 Frustration und Ärger sind nicht die einzigen Auslöser für Aggressionen

Andere Formen der Aggression sind möglich:

- Ausgelöst durch ein Gefühl der Bedrohung entsteht anstelle von Ärger Angst was zu Abwehraggressionen führt,

- Aversive Einwirkung wird als „lästig" oder unspezifisch „negativ" empfunden, ohne direkte Schuldzuweisung die Folge ist eine impulsive Aggression, die sich nicht unbedingt gegen den Provokateur richtet,

- Instrumentelle Aggression (z. B. Bankraub, Geiselnahme),

- Aggression aus Gehorsam,

- Aggression durch Nachahmung,

- Erregungstransfer (Beispielsweise wird der Ärger über den Arbeitgeber zu Hause an der Ehefrau ausgelassen), auch physische oder sexuelle Erregung kann die Aggressionsbereitschaft erhöhen, und schließlich Aggression als Selbstzweck (Sadismus).

2.8 Konkrete Beispiele für mögliche Aggressionsauslöser im Rettungsdiensteinsatz

Der Patient wird durch den Rettungsdienst erschreckt (unerwartetes Ansprechen und Berühren, plötzlicher Schmerz, z. B. durch Blutdruckmanschette, Venenzugang, Umlagerung, etc.), Schock oder geistige Verwirrtheitszustände, Angehörige stehen unter extremem Stress, haben Angst um den Patienten, Hypoglykämie.

2.9 Manche Krankheitsbilder stellen den Rettungsdienst vor besondere Herausforderungen

Es ist nicht eindeutig bewiesen, dass psychisch Kranke oder Suchtkranke eine höhere Aggressions- bzw. Gewaltbereitschaft zeigen als andere Menschen. Dennoch sollten spezielle Eigenschaften dieser Personengruppen beachtet werden, die Aggressionen insbesondere im Zusammenwirken mit Drogenkonsum unter Umständen begünstigen könnten:

2.10 Demenz

Demenz ist der Oberbegriff für Erkrankungsbilder, die mit einem Verlust der geistigen Funktionen wie Denken, Erinnern, Orientierung und Verknüpfen von Denkinhalten einhergehen und die dazu führen, dass alltägliche Aktivitäten nicht mehr eigenständig durchgeführt werden können. Dazu zählen die Alzheimer-Demenz, die Vaskuläre Demenz, Morbus Pick, Frontotemporale Demenz und weitere Demenzformen.

Alzheimer-Demenz:
Die häufigste Form der Demenzerkrankungen ist die Alzheimer-Demenz („der Alzheimer"). Rund 60 % aller Demenzen werden durch eine Alzheimer-Demenz hervorgerufen. Bei dieser Krankheit gehen in bestimmten Bereichen des Gehirns, hervorgerufen durch ein Ungleichgewicht des Botenstoffs Glutamat, Nervenzellen zugrunde. Man spricht auch von einer neurodegenerativen Demenz. Bei der Behandlung der Alzheimer-Demenz ist es wichtig, die Störungen im Bereich der Botenstoffe durch Gabe von Antidementiva (z. B. Memantine) positiv zu beeinflussen.

Vaskuläre Demenz:
Die vaskuläre Demenz kann aufgrund von Durchblutungsstörungen entstehen. Hier kann es zu plötzlichen Verschlechterungen der Hirnleistung und zu einer schlaganfallartigen Symptomatik kommen.

Morbus Pick:
Bei der Pick-Krankheit oder frontotemporalen Demenz handelt es sich um eine meist vor dem 60. Lebensjahr auftretende neurodegenerative Erkrankung im Stirn- bzw. Schläfenlappen des Gehirns. Bei dem Krankheitsbild handelt es sich um eine Form der frontotemporalen Demenz (FTD). Bei dieser Erkrankung steht zunächst nicht die Beeinträchtigung von Gedächtnisleistungen im Vordergrund, sondern eine fortschreitende Veränderung der Persönlichkeit und der sozialen Verhaltensweisen.

Als Demenz ist sie seltener als die Alzheimersche Krankheit bzw. die Senile Demenz vom Alzheimer-Typ. Diese Erkrankungen werden zur Gruppe der neurodegenerativen Erkrankungen gezählt. Ein familiäres Auftreten wird bei Morbus Pick häufiger beobachtet (in etwa vierzig Prozent der Krankheitsfälle, Angaben zur familiären Häufung schwanken). Ein autosomal-dominanter Erbgang lässt sich in weniger als zehn Prozent der Fälle feststellen.

Sekundäre Demenzen:
Sekundäre Demenzen werden durch nicht-hirnorganische Grunderkrankungen hervorgerufen. Bei erfolgreicher Behandlung der Grunderkrankungen können sich die Gedächtnisstörungen zurückbilden. Ursachen für eine sekundäre Demenz können z. B. Stoffwechselstörungen, Schilddrüsenerkrankungen oder ein Mangel an Vitamin B12, Alkoholismus oder andere chronische Vergiftungen und Infektionskrankheiten wie Hirnhautentzündungen, AIDS oder die Creutzfeldt-Jakob-Krankheit sein.

Mögliche Symptome können sein:

– Affektlabilität (durch geringfügige Reize ausgelöste Schwankung der Grundstimmung),

– Wahnvorstellungen,

– Enthemmung,

– Verzweiflung über den eigenen geistigen Verfall,

– körperliche Schmerzen können nicht mehr klar artikuliert werden, besonders bei plötzlichen Weglauftendenzen erhebliche Aggressionen möglich.

2.11 Schizophrene Psychosen

Ungefähr 1 % der Bevölkerung leidet unter Beschwerden, die als schizophren bezeichnet werden. Unter die Störungsbezeichnung „Schizophrenie" fallen allerdings sehr unterschiedliche Symptome. Grund sind die verschiedenen Untertypen der Schizophrenie, die keine gemeinsamen Symptome aufweisen müssen. Man nimmt deshalb an, dass sich hinter diesen Untertypen eigenständige Krankheiten verbergen. Trotzdem kann man eine Reihe von Symptomen nennen, die charakteristisch für Schizophrenien sind.

Wahn, inhaltliche Denkstörungen:
Das Überzeugtsein von Dingen, von der die Mehrheit der anderen Menschen nicht überzeugt ist, v. a. bizarrer Wahn ist typisch. Man kann den Wahn nach verschiedenen Inhalten gruppieren, u. a. in Verfolgungswahn, Beeinflussungs- und Beeinträchtigungswahn, Größenwahn, körperbezogener und hypochondrischer Wahn, Beziehungswahn, Liebeswahn, religiöser Wahn und nihilistischer Wahn (der Schizophrene glaubt, dass er oder die Welt nicht existieren).

Halluzinationen:
Typisch sind akustische Halluzinationen in Form von kommentierenden, dialogisierenden, Befehle gebenden Stimmen. Optische und szenische Halluzinationen sind eher selten.
  Störungen des Ich-Erlebens: Gefühl der von „außen gemachten" Handlungen, Gedanken, Gefühle, d. h. der Schizophrene erlebt seine Handlungen, Gedanken, Gefühle nicht als die seinigen, sondern als von äußeren Mächten gesteuert.

Desorganisiertes Sprechen, formale Denkstörungen:
Typisch sind gelockerte Assoziationen und Denkzerfahrenheit. Der Schizophrene fängt mit irgendetwas an und springt auf nicht nachvollziehbare Weise von einem Gedanken zum anderen (assoziative Lockerung). Er kann auch zusammenhanglos Wörter innerhalb eines Satzes aneinanderreihen (Wortsalat) und ungewöhnliche, selbst ausgedachte Wörter benutzen.

Desorganisiertes Verhalten:
Schizophrene können bizarre Bewegungen zeigen oder sich auch gar nicht mehr bewegen (Stupor). Sie können in seltsamen Positionen verharren, geschraubt sprechen, gehörte Wörter wiederholen, sich gegen jede Aufforderung wehren oder jede Aufforderung befolgen. Sie können bizarre Kleidung tragen, automatisch grimassieren und seltsame Gesten zeigen.

Negativsymptome:
Konzentrations- und Gedächtnisstörungen, körperliche oder geistig-seelische Erschöpfung, Leistungsrückgang, Antriebsmangel,

2.11 Schizophrene Psychosen

Passivität, Mangel an Initiative, emotionale Verflachung, erhöhte Erregbarkeit, Belastungsunfähigkeit, Intoleranz gegen Stress, Geräusch- und Witterungsüberempfindlichkeit, Schlafstörungen, vegetative Störungen, Körpermissempfindungen, Neigungen zu depressiven Verstimmungen, erlebte Impulsverarmung, Denkverarmung, Zwang zum Nachdenken.

Nach dem Leitfaden für psychische Störungen müssen diese Symptome mindestens sechs Monate andauern, wobei einen Monat lang mindestens zwei der Symptome wie z. B. Wahn, Halluzinationen, desorganisierte Sprache, desorganisiertes Handeln aufgetreten sein müssen, sonst gilt die Symptomatik nicht als schizophren. Außerdem muss es zu sozialen und beruflichen Leistungsrückgängen gekommen sein. Andere Störungen dürfen die Symptome nicht besser erklären und die Symptome dürfen nicht auf eine organische Krankheit oder Einnahme von Drogen/Medikamenten (z. B. Ampethamine, Phencyclidin (Angel Dust)) zurückzuführen sein. Symptome wie Wahn, Halluzinationen und Ich-Erlebensstörungen gelten als diagnostisch sichere Kennzeichen von Schizophrenie, wenn sie in Form von bizarrem Wahn, dialogisierenden und kommentierenden Stimmen sowie mit dem Gefühl einer Lenkung von außen/Fremdsteuerung auftreten. Solche Symptome werden als Symptome ersten Ranges oder als Positivsymptomatik bezeichnet. Sie kommen v. a. in der sogenannten floriden Phase zum Vorschein, in der die Schizophrenie voll ausgeprägt ist.

Typen der Schizophrenie:
Man kann verschiedene Typen der Schizophrenie unterscheiden, deren Namen auf die verschiedenen Krankheiten zurückgehen, die vor der Einführung eines gemeinsamen Oberbegriffs „Schizophrenie" durch den Schweizer Psychiater Eugen Bleuler unterschieden wurden:

Paranoid-halluzinatorischer Typus, bei dem hauptsächlich Wahn und Halluzinationen vorkommen;

Hebephrener Typus, bei dem hauptsächlich Stimmungsveränderungen, Verhaltensauffälligkeiten und Denkzerfahrenheit vorliegen;

Katatoner Typus, bei dem hauptsächlich psychomotorische Symptome vorliegen. Einige Patienten sprechen nicht und bewegen sich kaum oder nicht. Die Augen sind dabei meistens geöffnet. Ihre Körperteile können sich stundenlang in bizarren Positionen befinden oder durch andere in beliebige Positionen gebracht werden. Manchmal verspürt jemand, der diese Körperteile bewegt, einen zähen Widerstand wie beim Modellieren einer Wachsfigur Andere wehren sich gegen Aufforderungen und Bewegungsversuche oder tun das Gegenteil von dem, was von ihnen verlangt wird. Man kann aber auch ein mechanisches Befolgen jeglicher Befehle, das ständige Wiederholen von wahrgenommenen Lauten oder Wörtern oder wahrgenommenen Bewegungen beobachten. Manche Schizophrene grimassieren automatisch, zeigen verschrobene, unnatürlich wirkende Gestiken und benutzen eine hochtrabende Sprache mit pathetischer Wortwahl und Betonung.

Der am häufigsten auftretende Typus ist der paranoid-halluzinatorische mit ca. 80 % der Schizophrenen, bei denen im Verlauf ihrer Störung die Symptome dieses Typus einmal überwiegen. Allerdings treten die drei Schizophrenie-Typen bei Patienten eher selten in reiner Form auf, da sich oft Symptome aller drei Typen bei ihnen zeigen. Wenn dies der Fall ist und keine Symptome eines Typus überwiegen, dann wird die Krankheit in die Kategorie des „Undifferenzierten Typus" eingeordnet. Der diagnostische Wert der traditionellen Schizophrenie-Klassifikation ist jedoch eher gering, weil sie keine starken Rückschlüsse auf den Verlauf der Krankheit und ihre Ursachen sowie wenig Hinweise auf die angemessene Therapie erlaubt.

Eine heute in der klinischen Praxis verbreitete alternative Klassifikation in Typ I-Schizophrenie und Typ II-Schizophrenie geht auf Crow (1985) zurück und unterscheidet zwischen Positivsymptomatik und Negativsymptomatik.

Nach Abklingen der Positivsymptomatik (Wahn, Halluzinationen, Störungen des Ich-Erlebens) bleiben oft unspezifische Restsymptome bestehen. Dazu gehören z. B. Konzentrations-, Denk- und Gedächtnisstörungen, körperliche oder geistig-seelische Erschöpfung, Leistungsinsuffizienz, Antriebsmangel, Passivität, Mangel an Initiative, Affektverflachung, erhöhte Erregbarkeit, Beeindruckbarkeit und Belastungsunfähigkeit, Intoleranz gegen Stress, Geräusch- und Witterungsüberempfindlichkeit, Schlafstörungen, vegetative Störungen, Neigungen zu depressiven Verstimmungen, erlebte Impulsverarmung. Denkverarmung, Einbuße an Naivität und Unbefangenheit, Zwang zur Reflexion. Diese sogenannte Negativsymptomatik definiert den sogenannten „Residualtypus".

Symptome:

- Verfolgungs-/Beeinträchtigungswahn;

- Halluzinationen;

- Gefühl der Fremdsteuerung;

- Reaktion auf Nähe anderer Menschen;

- Erregungszustände mit Verlust der Steuerungsfähigkeit und vor allem hochgradiger psychotischer Angst→ Überaktivität, unter Umständen mit aggressiver Aktivität als Reaktion auf Angstzustände;

- Besondere Gefahr bei Alkoholintoxikation.

2.12 Manische Zustände

Eine Manie („Raserei", „Wut", „Wahnsinn") ist eine affektive Störung, die meist phasenweise verläuft. Antrieb und Stimmung sind in einer Manie weit über dem Normalniveau. Die Manie ist in ihrer Entstehung und Aufrechterhaltung multifaktoriell bedingt. Hereditäre und psychosoziale Belastungen, Störungen im Serotonin-, Katecholamin- und GABA-Stoffwechsel werden als Faktoren angeführt. In einer Manie reduziert sich der Schlaf und es kommt zu einer Überanstrengung von Gehirnbereichen, die bei Nichtbehandlung psychotische Symptome auslösen kann. Eine abgeschwächte Verlaufsform einer Manie, die allerdings immer noch deutlich über den Normalschwankungen liegt, bezeichnet man als Hypomanie.

Das Gesamtbild einer Manie unterscheidet sich von Fall zu Fall, oft auch von Episode zu Episode bei einem einzigen Patienten. Man kann zwischen der klassischen Manie (mit einer im Vordergrund stehenden Antriebssteigerung und gehobener Stimmung) und der gereizten Manie (mit zornig-gereizter Stimmung) unterscheiden. Bei extremer Beschleunigung von Denken und Sprechen ist eine verworrene Manie möglich, ein Erscheinungsbild, das einem Verwirrtheitszustand, wie er bei hirnorganisch bedingten psychischen Störungen vorkommt, sehr ähnlich sein kann. Eine Manie kann je nach Ausprägung für den Betroffenen und die Angehörigen sehr belastend sein und schwerwiegende soziale Folgen haben. Neben reinen Manien kann auch eine gemischte Phase (Mischzustand) auftreten. Neben manischen kommen dann auch depressive Symptome vor. Es zeigt sich die Getriebenheit der Manie mit dem schlechten Gefühl der Depression; in diesem Zustand spielt Suizidalität eine große Rolle, weil die „Kraft", die der Manie entspringt, den Antrieb liefern kann, einen durch die Depression hervorgerufenen Suizidwunsch oder Suizidentschluss tatsächlich in die Tat umzusetzen. Aus diesem Grund gelten die Mischzustände als die mit Abstand gefährlichsten Episoden einer bipolaren Störung.

Patienten, die unter manischen Zuständen leiden sind selten gewalttätig, jedoch unter Umständen gefährlich bei Zugang zu gefährlichen Gegenständen/Waffen und im Zusammenwirken mit Alkohol.

2.13 Autismus

Autismus ist eine komplexe und vielgestaltige, neurologische Entwicklungsstörung. Häufig bezeichnet man Autismus bzw. Autismus-Spektrum-Störungen auch als Störungen der Informations- und Wahrnehmungsverarbeitung, die sich auf die Entwicklung der sozialen Interaktion, der Kommunikation und des Verhaltensrepertoires auswirken.

Besonderheiten im Umgang und in der Kommunikation mit Mitmenschen:

2.13 Autismus

Menschen mit Autismus können soziale und emotionale Signale nur schwer einschätzen und haben ebenso Schwierigkeiten, diese auszusenden. Die Reaktionen auf Gefühle anderer Menschen oder Verhaltensanpassungen an soziale Situationen sind selten angemessen.

Im Bereich der Kommunikation sind die Entwicklung des Sprachgebrauchs und des Sprachverständnisses gleichermaßen betroffen. Dadurch sind wechselseitiger Gesprächsaustausch, Flexibilität im Sprachausdruck und in der Sprachmelodie ebenso wenig ausgeprägt wie die Ausprägung begleitender Gestik, durch welche die sprachliche Kommunikation betont oder ihr Sinn unterstrichen würde.

Besonderheiten im Verhalten:
Die Besonderheiten im Verhalten sind charakterisiert durch eingeschränkte, sich wiederholende und stereotype Verhaltensmuster, Interessen und Aktivitäten. Alltägliche Aufgaben werden starr und routiniert ausgeführt. Kinder können darauf bestehen, bestimmte Handlungsroutinen in bedeutungslos erscheinenden Ritualen auszuführen. Es können sich ständig wiederholende Beschäftigungen mit Daten, Fahrrouten oder Fahrplänen ergeben. Motorische Stereotypien wie Schaukeln, Wedeln, Kreiseln von Dingen sind häufig zu beobachten, ebenso wie ein außergewöhnliches Interesse an Teilaspekten von Objekten. Menschen mit Autismus können große Probleme mit Veränderungen von Handlungsabläufen oder Details der persönlichen Umgebung haben und zum Teil sehr stark auf diese Veränderungen reagieren.

Besonderheiten in der Wahrnehmung und der Verarbeitung von Umwelt- und Sinneseindrücken:
Neben diesen Besonderheiten in der sozialen Interaktion und im Verhaltensrepertoire betroffener Menschen haben Betroffene große Schwierigkeiten mit der Wahrnehmung und der Verarbeitung von Umwelt- und Sinnesreizen. Sehr schnell können sie sich überladen mit Sinneseindrücken fühlen.

Psychische Begleitstörungen und Probleme:
Neben diesen Merkmalen neigen Menschen mit Autismus häufig auch noch zu einer Reihe weiterer psychischer Begleitstörungen wie übergroßen Befürchtungen, Phobien, Schlaf- und Essstörungen sowie herausforderndem Verhalten in Form von Wutausbrüchen und fremd- oder selbstverletzenden Verhaltensweisen. Die meisten Menschen mit Autismus lassen Spontaneität, Initiative und Kreativität vermissen. Sie haben Schwierigkeiten, Entscheidungen zur Bewältigung einer Aufgabe zu treffen, auch wenn die Aufgabe kognitiv zu bewältigen wäre.

Abgrenzung zum Asperger-Syndrom:
Das Asperger-Syndrom unterscheidet sich von anderen Autismus-Spektrum-Störungen in erster Linie dadurch, dass oft keine Entwicklungsverzögerung bzw. kein Entwicklungsrückstand in der Sprache oder der kognitiven Entwicklung vorhanden ist. Die meisten Menschen mit Asperger-Syndrom besitzen eine normale, allgemeine, in Teilgebieten besonders hohe Intelligenz. Hingegen sind in der psychomotorischen Entwicklung und der sozialen Interaktion Auffälligkeiten festzustellen.

Besonderheiten in der Wahrnehmung und Verarbeitung von Umweltreizen und Sinneseindrücken treten auch bei Menschen mit Asperger-Syndrom häufig auf.

2.14 Akute hirnorganische Schädigungen (auch Schädel-Hirn-Trauma)

Schädel-HirnTrauma
  Es besteht die Möglichkeit, dass es zu einer tief greifenden und bleibenden Veränderung des psychischen Zustandes nach einem Schädel-Hirn-Trauma kommen kann. Hierbei können zwei Formen unterschieden werden:

– Der Patient verhält sich aggressiver, distanzloser und kann sich nur schlecht beherrschen, oder

– Der Patient ist apathisch und antriebslos.

Tragischer weise können manche Patienten nicht erkennen, dass sie eine Beeinträchtigung haben und daher fehlt die Bereitschaft, sich mit vorhandenen Problemen auseinander zu setzen.

Andererseits können Patienten auch mutlos und traurig reagieren, aufgrund dessen dass sie sich ihrer Einschränkungen voll bewusst sind.

2.15 Suchterkrankungen

Bei Patienten mit Suchterkrankungen liegen häufig gefährliche Mischungen aus Persönlichkeitsstörungen und Entzugserscheinungen und bei illegalen Drogen auch das Problem der Beschaffungskriminalität vor.

2.16 Körperliche Behinderungen

Betroffene Personen können durch das Gefühl des Ausgeliefertseins, durch Wut, ihre Hilflosigkeit oder Verzweiflung über ihre körperliche Behinderung dazu neigen, diese Gefühle in Aggression zu kanalisieren.

2.17 Beurteilungskriterien für eine unmittelbar oder kurzfristig drohende Gewalt durch psychisch kranke Patienten

Diese Patienten können eine feindselige Grundstimmung durch Angst oder Ärger haben oder empfinden eine seelisch-körperliche Erregung oder Anspannung sowie innere Unruhe.

Sie leiden unter einer eingeschränkten Selbstkontrolle und zeigen bizarres, rasch wechselndes und hochgradig ambivalentes Verhalten. Es besteht der eigene Wunsch des Patienten nach

Fixierung oder Isolierung. Der Patient äußert verbale Gewaltandrohung, zeigt gewalttätige Gestik oder beschädigt Sachen.

Ein wichtiger Faktor ist die unzureichende Rückzugsmöglichkeit für den Patienten (z. B. erkennbar bevorstehende Zwangseinweisung).

2.18 Mögliche Vorwarnzeichen eines aggressiven Patienten

Die Vorwarnzeichen sind vielfältig und können einzeln oder kombiniert auftreten, diese Vorwarnzeichen können sein, ein Roter Kopf, ein schneller Atem, Schwitzen, Augen zucken, zusammengezogene Augenbrauen, Nasenflügel beben und Nervosität.

Diese Vorwarnzeichen können unterschiedlich stark ausgeprägt sein und in unterschiedlicher Intensivität auftreten.

2.19 Was passiert in meinem Körper bei drohender Gewalt/Aggression?

Es gibt nur wenige Verhaltensweisen die uns von unserem Körper und Gehirn zu Verfügung gestellt werden. Dazu gehört Raufen oder Laufen, hierbei muss man sich entscheiden ob man kämpft oder flüchtet. Es setzt eine Denkblockade ein und man friert völlig ein, hierbei erfolgt keine Reaktion mehr. Man bekommt einen Tunnelblick und nimmt sein peripheres Sichtfeld nicht mehr war. Ein Problem stellt der Adrenalineffekt dar, hierbei steigt das Stresslevel schnell an, sinkt aber nur langsam wieder ab.

2.20 Wie sollte ich mich verhalten/worauf sollte ich achten?

Machen Sie sich klar das die Aggression nicht ihnen persönlich gilt, sondern dem Amt/der Uniform und die Aggression der Situation des Patienten entspringt.

2.20 Wie sollte ich mich verhalten/worauf sollte ich achten?

Ihr Blick sollte entspannt sein, d. h. nicht den Gegenüber anstarren, aber auch nicht wegschauen. Versuchen Sie ihren Blick auf die Nasenwurzel ihres Gegenübers zu richten.

Ihre Sprache sollte ruhig und klar sein, bauen Sie Pausen ein und versuchen Sie langsam zu sprechen.

Achten Sie auf ihre Körperhaltung, diese sollte entspannt sein, dazu stehen Sie aufrecht und lassen Sie ihre Schulter entspannt hängen.

Atemübung zum Stressabbau:
Während Sie langsam einatmen, spannen Sie so viele Muskeln wie möglich an. Halten Sie dann kurz die Luft an. Danach langsam ausatmen und alle Muskeln wieder entspannen. Durch dieses Anspannen der Muskeln wird Blut in die Gefäße gepumpt. Wenn Sie dann die Muskeln wieder lockern, werden die Gefäße erweitert und es fließt mehr Blut durch die Muskulatur. Das führt zu einem Gefühl von wohliger Wärme und angenehmer Schwere.

Grundlagen der Kommunikation

3

Inhaltsverzeichnis

3.1	Abraham Maslows Bedürfnispyramide	37
3.2	Die vier Seiten einer Nachricht	39
3.3	Das Teufelskreismodell	41
3.4	Das Johari Fenster	42
3.5	Was ist CRM? Und brauchen wir das?	44
3.6	Hintergrund CRM	44
3.7	Inhalte des CRM	45
3.8	Feedback im Crew Resource Management	50
3.9	Prinzip und Wirkung	51
3.10	Feedback-Regeln	52
3.11	Deeskalationsstrategien	54
3.12	Aktives Zuhören bedeutet	55
3.13	Strategie 1: Vantastic 4	55
3.14	Strategie 2: Tit for Tat	58
3.15	Deeskalationsmodellsätze	59
3.16	Der Eigenton	60

3.1 Abraham Maslows Bedürfnispyramide

Definition und Erklärung:
Zu Abraham Maslows bekanntester Leistung im Bereich der Psychologie zählt wohl dessen Bedürfnispyramide, einem Stufenmodell

der menschlichen Motivationen. Diese Pyramide wurde von ihm in insgesamt fünf Stufen unterteilt.

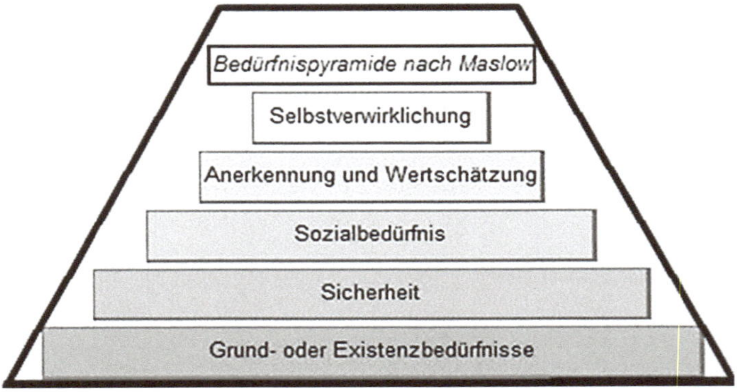

Bedürfnispyramide nach Maslow
- Selbstverwirklichung
- Anerkennung und Wertschätzung
- Sozialbedürfnis
- Sicherheit
- Grund- oder Existenzbedürfnisse

Abb. 11. Bedürfnispyramide nach Maslow

In der ersten Stufe an unterster Stelle sieht er die physiologischen Grund- und Existenzbedürfnisse wie z. B. ausreichend Nahrung, Wärme, etc. Sie sind seiner Auffassung nach die grundlegendsten und mächtigsten unter allen Bedürfnissen.

Auf der zweiten Stufe der Hierarchie innerhalb der Maslowschen Bedürfnispyramide folgen die Sicherheitsbedürfnisse. Darunter versteht man die Sicherheit, den Schutz, die Stabilität, die Geborgenheit, Freiheit von Angst, das Verlangen nach Strukturen, Ordnungen, Grenzen, Regeln und Gesetzen.

Nach den Sicherheitsbedürfnissen folgen auf der dritten Ebene die sozialen Bedürfnisse. Wenn die untersten beiden Ebenen der Bedürfnispyramide befriedigt sind, verlangt der Mensch nach Zuneigung und Liebe, nach sozialer Anerkennung und Zugehörigkeit.

Dieser Hierarchie der Bedürfnisse folgt dann die vierte Ebene mit Anerkennung und Wertschätzung sowie schlussendlich, auf der obersten fünften Stufe, die Selbstverwirklichung eines jeden Menschen.

Maslow sieht in seiner Theorie der Bedürfnispyramide erhebliche funktionale Unterschiede zwischen den verschiedenen

Ebenen. Je niedriger die Ebene ist, umso wichtiger sind die Bedürfnisse für das eigentliche Überleben. Deshalb unterscheidet er zwischen Defizitbedürfnissen (niedrigen Bedürfnissen) und Wachstumsbedürfnissen (höheren Bedürfnissen). Erstere müssen auf jeden Fall erfüllt sein, damit der Mensch zufrieden ist, letztere führen neben Zufriedenheit letztendlich zum Glück.

Die Wachstumsbedürfnisse, wie also z. B. das Streben nach Selbstverwirklichung, treten erst dann in den Vordergrund, wenn die Defizitbedürfnisse erfüllt sind. Durch sie erfolgt schließlich die Verstärkung der eigenen Individualität.

Es ist klar, jeder Mensch hat ein individuelles Maß für jede Eigenschaft auf jeder Stufe dieser Bedürfnispyramide. Manchen genügt beispielsweise ein Minimum bei der materiellen Absicherung, andere haben höhere Ansprüche. Jeder Mensch hat selbstverständlich individuelle Bedürfnisse in einem individuellen Umfang.

Die von Maslow beobachtete Gesetzmäßigkeit liegt in der Reihung der Bedürfnisse. Und diese Gesetzmäßigkeit gilt immer und universal, unabhängig von jedem politischen System. Ähnlich wie auch das Gesetz von Angebot und Nachfrage (engl. „demand and supply") bekanntlich ebenfalls systemunabhängig und weltweit gilt.

3.2 Die vier Seiten einer Nachricht

Das Kommunikationsquadrat ist das bekannteste Modell von Friedemann Schulz von Thun und inzwischen auch über die Grenzen Deutschlands hinaus verbreitet. Bekannt geworden ist dieses Modell auch als „Vier-Ohren-Modell" oder „Nachrichtenquadrat".

Wenn ich als Mensch etwas von mir gebe, bin ich auf vierfache Weise wirksam. Jede meiner Äußerungen enthält, ob ich will oder nicht, gleichzeitig vier Botschaften:

– eine Sachinformation (worüber ich informiere);

– eine Selbstkundgabe (was ich von mir zu erkennen gebe);

- einen Beziehungshinweis (was ich von meinem Gegenüber halte und wie ich zu ihm stehe);

- einen Appell (was ich beim Gegenüber erreichen möchte).

Ausgehend von dieser Erkenntnis hat Schulz von Thun 1981 die vier Seiten einer Äußerung als Quadrat dargestellt. Die Äußerung entstammt dabei den „vier Schnäbeln" des Senders und trifft auf die „vier Ohren" des Empfängers. Sowohl Sender als auch Empfänger sind für die Qualität der Kommunikation verantwortlich, wobei die unmissverständliche Kommunikation der Idealfall ist und nicht die Regel.

Die vier Ebenen der Kommunikation:
Auf der Sachebene des Gesprächs steht die Sachinformation im Vordergrund, hier geht es um Daten, Fakten und Sachverhalte. Dabei gelten drei Kriterien:

- wahr oder unwahr (zutreffend/nicht zutreffend);

- relevant oder irrelevant (sind die aufgeführten Sachverhalte für das anstehende Thema von Belang/nicht von Belang?);

- hinlänglich oder unzureichend (sind die angeführten Sachhinweise für das Thema ausreichend, oder muss vieles andere zusätzlich bedacht werden?).

Die Herausforderung für den Sender besteht auf der Sachebene darin, die Sachverhalte klar und verständlich auszudrücken. Der Empfänger kann „auf dem Sach-Ohr" entsprechend der drei Kriterien reagieren. Für die Selbstkundgabe gilt: Wenn jemand etwas von sich gibt, gibt er auch etwas von sich. Jede Äußerung enthält gewollt oder unfreiwillig eine Kostprobe der Persönlichkeit – der Gefühle, Werte, Eigenarten und Bedürfnisse. Dies kann explizit („Ich-Botschaft") oder implizit geschehen.

Während der Sender mit dem „Selbstkundgabe-Schnabel" implizit oder explizit, bewusst oder unbewusst, Informationen über sich preisgibt, nimmt der Empfänger diese mit dem „Selbstkundgabe-Ohr" auf (Was ist das für einer? Wie ist er gestimmt? Was ist mit ihm?), usw.

Auf der Beziehungsseite gebe ich zu erkennen, wie ich zum anderen stehe und was ich von ihm halte. Diese Beziehungshinweise werden durch Formulierung, Tonfall, Mimik und Gestik vermittelt.

Der Sender transportiert diese Hinweise implizit oder explizit. Der Empfänger fühlt sich durch die auf dem „Beziehungsohr" eingehenden Informationen wertgeschätzt oder abgelehnt, missachtet oder geachtet, respektiert oder gedemütigt.

Die Einflussnahme auf den Empfänger geschieht auf der Appellseite. Wenn jemand das Wort ergreift, möchte er in aller Regel etwas erreichen. Er äußert Wünsche, Appelle, Ratschläge oder Handlungsanweisungen.

Die Appelle werden offen oder verdeckt gesandt. Mit dem „Appell-Ohr" fragt sich der Empfänger, was er jetzt (nicht) machen, denken oder fühlen sollte.

3.3 Das Teufelskreismodell

Sobald zwei Menschen in Kontakt treten, reagieren sie aufeinander. Es kommt zu einem Hin und Her von Äußerung und Antwort, von Aktion und Reaktion. So entsteht eine Beziehungsdynamik.

Diese Dynamik kann positive oder negative Effekte zur Folge haben. Wenn zwei Personen ihre Beziehung als unproduktiv und schwierig empfinden, aber keinen Ausweg aus den Schwierigkeiten finden, kann das Teufelskreis-Modell helfen, die negative Dynamik zu erkennen, Hintergründe zu verstehen, sowie Fallstricke zu erfassen und (manchmal) zu beheben.

Typischerweise gibt es keinen Anfang und kein Ende, und beide Personen erleben sich selbst jeweils „nur" als auf das Verhalten des anderen Reagierende. So z. B. bei dem klassischen Beispiel von Watzlawick zum Ehepaar, bei dem sich die Frau darüber beklagt, dass der Mann so häufig abends ausgeht und der Mann abends ausgeht, weil er die häufigen Klagen seiner Frau nicht mehr hören mag. Der Dynamik zufolge schaukelt sich ein Teufelskreis immer mehr auf, sodass in einem fortgeschrittenen Zustand bereits Kleinigkeiten ausreichen, um den Konflikt eskalieren zu lassen.

Solche Teufelskreise schleichen sich in Beziehungen ein, wie Viren in ein Computerprogramm. Sie führen darin ein Eigenleben und bemächtigen sich schließlich des ganzen Programms. Das Wissen um die Dynamik und Funktion von Teufelskreisen sowie um die Ausstiegsmöglichkeiten aus diesen ermöglicht es, solche „Viren" zu erkennen und dann zu bekämpfen.

3.4 Das Johari Fenster

Das Johari Fenster wurde 1955 von den amerikanischen Sozialpsychologen Joseph Luft und Harry Ingham entwickelt. Der Name leitet sich aus beider Vornamen ab. Das Johari Fenster wird vor allem zur Erklärung des „blinden Flecks" eines Menschen herangezogen.

Das Johari Fenster verdeutlicht, das „Selbstwahrnehmung" und „Fremdwahrnehmung" sich in aller Regel nicht entsprechen. Der Betroffene nimmt sich selbst anders wahr, als das andere Personen tun.

Das Johari-Fenster als Analysemodell kann auf Einzelpersonen und auf Teams angewandt werden. Gerade in gruppendynamischen Prozessen, wie z. B. in einem Projektteam, kommt es darauf an, dass sich die Mitglieder einer Gruppe authentisch wahrnehmen und einander vertrauen können. Verändert man einen Teil des Fensters, dann verändert man alle andere Bereiche ebenfalls.

Ziel des Modells:
Ein Ziel dieses Modells ist es, den persönlichen Handlungsspielraum transparenter und weiter zu gestalten. Im Johari-Fenster wird dabei das linke obere Feld immer größer, die anderen drei werden kleiner.

Dadurch, dass man sich offenbart und anderen persönliche Geheimnisse mitteilt, verringert sich der Aufwand, der für die Geheimhaltung betrieben werden muss und es vergrößert sich der Freiraum und der Handlungsspielraum in der Öffentlichkeit.

Durch das Feedback anderer Personen bezüglich des „blinden Flecks" gewinnt die betroffene Person Erkenntnisse über sich selbst und kann so ihre privaten und öffentlichen Handlungsspielräume bewusster wahrnehmen und ausfüllen. Durch Feedback, so wie das Konzept der NLP (Neuro-Linguistische Programmierung) es vorsieht, kann der Betroffene sein Selbstbild mit dem Fremdbild abgleichen. Voraussetzung dafür ist, dass das Feedback konstruktiv ist und von dem Betroffenen auch angenommen werden kann. Der Betroffene kann damit den bewussten Teil vergrößern. Ziel der persönlichen Weiterentwicklung sollte es sein, den blinden Fleck zu verkleinern. Siehe dazu: Abschn. 3.7

Beide Wege ergänzen einander und helfen auch, Unbewusstes bewusst und dadurch handhabbar zu machen.

Das Johari Fenster hat vier Bereiche, die sich in folgende Bereiche aufteilen.

- Den öffentlichen Bereich/Bereich des freien Handelns:
  Öffentlich ist alles, was ein Mensch von sich preisgibt, was also ihm selbst und anderen bekannt ist. Dazu zählen das Verhalten, die wahrnehmbaren Fähigkeiten und der Charakter des Menschen. Der öffentliche Teil umfasst den Bereich des gemeinsamen Wissens. Er ist der Bereich, in dem unser Handeln frei und unbeeinträchtigt von Ängsten und Vorbehalten ist. Der öffentliche Bereich, ist in aller Regel der kleinste Teil innerhalb der menschlichen Psyche.

- Den geheimen Bereich/den Bereich des Verborgenen:
  Das Geheime beinhaltet alles, was dem Betroffenen bewusst ist, das andere Personen aber nicht wahrnehmen. Dieser Teil umfasst den Bereich der Zurückhaltung, mit der wir unser Handeln vor den anderen bewusst oder unbewusst verbergen.
  Es ist unser privater Bereich. Durch Misstrauen anderen Menschen gegenüber kann dieser Bereich sehr groß sein. Durch Vertrauen zu anderen Personen und dem Gefühl der Sicherheit kann dieser Bereich sehr stark eingegrenzt werden.

- Der Bereich des blinden Flecks:
  Unter dem „blinden Fleck" versteht man alles, was von anderen wahrgenommen wird, dem Betroffenen aber nicht bekannt ist. Also der Teil, der dem Betroffenen nicht bewusst ist. Durch das gegebene Feedback kann dieser Teil den betroffenen Personen zugänglich gemacht werden.

Dieser Bereich wird meist durch das nonverbale Verhalten des Betroffenen kommuniziert. In der Kommunikation mit anderen Personen kann ein großer „blinder Fleck" hinderlich sein, wenn Inhalt, Stimme und Körpersprache widersprüchlich sind.

– Den unbekannten Bereich/der Bereich des Unbewussten: Unbekannt ist alles, was weder dem Betroffenen noch anderen Personen bekannt ist. Der Zugang zu den eigenen unbewussten Teilen kann einen Zugang zu diesem Bereich ermöglichen, z. B. unter Hypnose.

3.5 Was ist CRM? Und brauchen wir das?

Das Crew Resource Management-Training (CRM) ist eine Schulung für High Responsibility Teams (HRT), die die nicht-technischen Fertigkeiten schulen und verbessern soll, um Unfällen aufgrund menschlichen Versagens vorzubeugen. Dabei geht es um Kooperation, situative Aufmerksamkeit, Führungsverhalten und Entscheidungsfindung sowie die zugehörige Kommunikation. Ein wichtiger Teilbereich des CRM ist die Aufteilung von Aufgaben und die Absprache darüber, wer welche Aufgaben übernimmt. Zum Beispiel übernimmt ein HRT-Mitglied die Lösung eines technischen Problems, während das andere Mitglied eine andere Aufgabe erledigt.

Die Professoren Steve Howard und David Gaba haben 1992 das Konzept als Anesthesia Crisis Resource Management (ACRM) innerhalb der Medizin eingeführt. Die dabei adaptierten CRM-Prinzipien aus der Luftfahrt wurden in den letzten Jahren von Gaba und Rall weiterentwickelt und als Crew Resource Managment bezeichnet.

3.6 Hintergrund CRM

CRM ging aus einem NASA-Workshop im Jahre 1979 hervor, der eine Erhöhung der Flugsicherheit zum Ziel hatte. Die Untersuchungen der NASA ergaben, dass der Hauptgrund für schwere Flugunfälle menschliches Versagen sei und die Hauptprobleme die Kommunikation an Bord, Kompetenzkonflikte innerhalb der Crew und zum Teil die Entscheidungsschwäche der Piloten waren. Es waren vor allem die folgenden Unfälle, die zur Einführung des CRM führten:

- Die Flugzeugkatastrophe von Teneriffa: Bedenken des Flugingenieurs und des Ersten Offiziers darüber, ob die andere Maschine die Piste schon verlassen habe oder ob eine Startfreigabe vom Kontrollturm tatsächlich erteilt wurde, wurden vom Kapitän abgewiesen.

- Der Absturz des Eastern-Air-Lines-Fluges 401 im Jahre 1972: Alle drei Mitglieder der Cockpitbesatzung wurden von einem fehlerhaften Kontrolllämpchen in Anspruch genommen, und versuchten gemeinsam, dieses Problem zu lösen. Niemand bemerkte den ausgeschalteten Autopiloten und den stetigen Sinkflug.

- Der Absturz des United-Airlines-Fluges 173 sechs Jahre später war in dieser Hinsicht sehr ähnlich: Die Entscheidung, die Landung aufgrund eines Fahrwerkproblems abzubrechen und eine Notlandung vorzubereiten, war korrekt; hingegen berechnete niemand die verbleibende Flugzeit, und niemandem fiel der baldige Treibstoffmangel auf.

Seither hat das CRM-Training weltweit die Ausbildung von Flugzeugbesatzungen revolutioniert.

3.7 Inhalte des CRM

Das Crew Resource Management eines kompetenten Teams kann wie folgt beschrieben werden:

- Im Team muss eine klare Kommunikation stattfinden, das bedeutet die HRT-Mitglieder besitzen die Fähigkeit, klare und genaue Aufträge sowie Auskünfte zu erteilen, und nützliche Rückmeldungen anzubieten;

- Es findet eine Missionsplanung (Briefing) statt, in dem unter Berücksichtigung aller Ressourcen, Aktivitäten und Informationsflüsse Aktionspläne erstellt werden, und zwar so, dass alle Aufgaben in einer integrierten und synchronisierten Weise erledigt werden;

- Jedes Mitglied des Teams sollte durch unterstützendes Verhalten die Bedürfnisse der anderen Beteiligten voraussehen, und zwar durch genaue Kenntnis der jeweiligen Verantwortungsbereiche und Aufgaben. Ebenso muss ein HRT in der Lage sein, während einer hohen Arbeitsbelastung Aufgaben neu aufzuteilen.

Im Team sollte ein gegenseitiges Beobachten stattfinden, dies bezeichnet die Fähigkeit, die Leistung der anderen Teammitglieder zu überwachen, indem Rückmeldungen gegeben, eingeholt und angenommen werden.

Ein Mitglied des HRT übernimmt die Team-Führung und hat als Leiter der Gruppe die Aufgabe die Tätigkeiten des HRT zu leiten und zu koordinieren, er ermutigt die Gruppenmitglieder zur Zusammenarbeit und beurteilt die jeweiligen Leistungen. Er stellt sicher, dass das Team über einen guten Wissensstand und über gute Fähigkeiten verfügt. Er motiviert, plant und organisiert, und er sorgt für eine positive Arbeitsatmosphäre in der Besatzung;

Zwecks einer Entscheidungsfindung sind die HRT-Mitglieder in der Lage, Informationen einzuholen und miteinander zu teilen. Sie entscheiden logisch und verständlich, und sie identifizieren alternative Handlungsmöglichkeiten sowie deren Konsequenzen. Auf dieser Grundlage entscheiden sie sich für die beste Handlungsweise.

Die 15 CRM-Leitsätze nach Rall & Gaba (adaptiert nach Rall et al. 2009):

- Kenne Deine Arbeitsumgebung;

- Antizipiere und plane voraus;

3.7 Inhalte des CRM

- Hilfe anfordern, lieber früher als (zu) spät;
- Übernimm die Führungsrolle oder sei ein gutes Teammitglied mit Beharrlichkeit;
- Verteile die Arbeitsbelastung;
- Mobilisiere alle verfügbaren Ressourcen (Personen und Technik);
- Kommuniziere sicher und effektiv – sag, was Dich bewegt;
- Beachte und verwende alle vorhandenen Informationen;
- Verhindere und erkenne Fixierungsfehler;
- Habe Zweifel und überprüfe („double check", nie etwas annehmen);
- Verwende Merkhilfen und schlage nach;
- Re-evaluiere die Situation immer wieder;
- Achte auf gute Teamarbeit – andere unterstützen und koordinieren;
- Lenke Deine Aufmerksamkeit bewusst;
- Setze Prioritäten dynamisch.

Im Bereich der Notfallmedizin unterscheidet sich CRM fast grundlegend von der Luftfahrt, in der Notfallmedizin ist die Komplexität wesentlich höher.

Im Mittelpunkt aller Bemühungen steht das Unsicherste im System, der Patient, hinzukommen die Variabilität der Einsätze und die Einsatzbedingungen.

Die wenigen Parameter zum Patienten, die wir ableiten können, sind in der Anzahl meist unzureichend bzw. unzuverlässig und/oder betreffen nur indirekt die Notfallmedizin.

In kaum einem anderen Gebiet menschlicher Tätigkeiten sind die Anforderungen zu dynamischen Entscheidungsfindungen und komplexen Entscheidungen, die unter ungewöhnlichen Bedingungen zu treffen sind, höher als in der Notfallmedizin.

Ein gutes CRM besteht aus diversen Teilen: aus guter Vorbereitung/Wissen, technischen Fähigkeiten, die gut geübt und beherrscht werden sollten und einer idealen Organisation im Sinne des menschlichen Faktors.

Durch diverse Vorbereitungen soll der eigentliche Zwischenfall im Vorfeld verhindert werden.

„Eine gute Vorbereitung verhindert eine schlechte Leistung," heißt eine Regel im CRM.

Das bedeutet, zu den organisatorischen Eckpfeilern gehören z. B.: RTW/LF mittels Checkliste kontrollieren; verbindliche Absprachen und Prozeduren, z. B. bei Reanimationen, die technische Hilfeleistung; regelmäßige Aus- und Fortbildungen; mögliche Zwischenfälle sollten auch vorher durchdacht werden.

Im Besonderen geht es beim CRM um die optimale Nutzung der vorhanden Ressourcen.

Zusammenfassend gehören dazu folgende Punkte, die auch in den 15 CRM-Leitsätzen (s. o.) abgebildet werden:

Das Erwarten und die Vorbereitung auf einen Einsatz d. h. auch Kennen des Arbeitsumfeldes und der sich daraus ergebenden Möglichkeiten, dass Nutzen alle zur Verfügung stehenden Informationen der Alarmierung und Erkenntnisse an der Einsatzstelle.

Im Einsatz ggf. das rechtzeitige Anfordern von Hilfe (z. B. Notarzt oder RTH nachfordern oder Giftnotrufzentrale anrufen).

Klare Übernahme von Führungsfunktion und Verantwortung inklusive kritischer Selbsteinschätzung und optimaler Nutzung der Potenziale aller Mitarbeitenden.

Es erfolgt eine Fokussierung auf die wesentlichen Probleme und eine gleichzeitige Einordnung aller anderen Mitarbeitenden und ein konstruktiv-kritisches Mithelfen, d. h. auch auf einen möglichen Fehler hinzuweisen.

Der optimale Einsatz der vorhandenen Teammitglieder: z. B. geschickte Verteilung der Arbeitslast möglichst unter Berücksichtigung der Ausbildung und Kompetenzen der Mitarbeitenden.

3.7 Inhalte des CRM

Die Entwicklung eines Situationsbewusstseins, dieses umfasst die Wahrnehmung von Erschöpfung und Stress innerhalb des Teams, inklusive der eigenen Person.

Wahrnehmung von Sicherheitsgefahren in der Umgebung, von realistischen Nahzielen sowie von der zunehmenden Verschlechterung der Situation.

In diesem Kontext bedeutet dies „das situationelle Bewusstsein behalten", also den Überblick und einen kühlen Kopf zu bewahren, um Probleme zu minimieren.

Das bewusste und dynamische Verteilen der Aufmerksamkeit um optimale Kommunikationsstrukturen schaffen.

Dazu gehören eine ruhige und deutliche Aussprache, das ändern der Tonlage und der Lautstärke, Personen direkt mit Namen oder Funktion anzusprechen, den direkten Augenkontakt suchen, Aufforderungen konkret und eindeutig formulieren und die Bestätigung und Wiederholung von Anordnungen.

Zu beachten ist das keine unsachlichen Bemerkungen oder persönlichen Angriffe stattfinden, keine Machtspiele provoziert werden und keine Gesichtsverluste angestrebt werden.

Es sollte immer die Sach- und die Beziehungsebene der Kommunikation genutzt werden.

Bei Bedarf sollte man eigene Probleme/Störungen oder störende Gefühle offen ansprechen.

Regelmäßige Neueinschätzung der Situation und dynamische Anpassung der Prioritäten sind ebenso wichtig.

Ein weiteres wichtiges CRM-Element ist das sogenannte „10-s-für-10-min.-Prinzip", dieses Prinzip könnte man wie folgt beschreiben:

Die „Nichtanwendung des theoretisch vorhandenen Wissens" scheint häufig in einem subjektiv zu stark empfundenen Zeitdruck zu liegen. Bedingt durch die Notfallsituation entsteht der Eindruck, man müsse „sofort" reagieren und „intuitiv" das Richtige tun. Durch den zu hohen Zeitdruck versucht man in Bruchteilen von Sekunden, Entscheidungen zu treffen und es kommt häufiger zu folgenden Problemen.

Man vergisst, sich im Team abzustimmen, die Fachkenntnisse des Teams werden nicht eingeholt, die Handlungsalternativen werden nicht berücksichtigt und eine Risikoabwägung findet nicht statt.

In diesem Rahmen werden Bedenken im Team nicht wahrgenommen oder nicht geäußert.

Dies wiederum äußert sich durch das Vergessen einzelner Schritte bei einer Versorgung eines Patienten oder einer Fehlbedienung von technischen Einrichtungen.

Dies betrifft auch die Nichtbeachtung von Allergien, Kontraindikationen, Anwendungsbeschränkungen u. a. bei der Medikamentenverabreichung.

Nimmt man sich also 10 Sekunden Zeit, um die nächsten 10 Minuten zu planen, minimiert man die Gefahren des intuitiven Handelns.

3.8 Feedback im Crew Resource Management

In der Kommunikation bezeichnet man die Rückübermittlung von Informationen vom Empfänger an den Sender einer Nachricht als Feedback (Rückmeldung).

Mit diesen Informationen meldet der Empfänger, was er verstanden bzw. wahrgenommen hat.

Dadurch ermöglicht der Empfänger dem Sender, dass dieser sein Verhalten gegebenenfalls korrigieren kann.

Als gruppendynamische Methode ist Feedback eine besondere Form des Feedbacks.

Bei dieser Art Feedbackgespräch bittet ein Teilnehmer um Rückmeldungen über sein Verhalten, danach sagen ihm die anderen Teilnehmer, wie sie sein Verhalten erleben, wahrnehmen und verstehen.

Im Kontakt mit anderen finden solche Rückmeldungen ständig statt, ob nun bewusst oder unbewusst, mit Worten oder körpersprachlich, erbeten oder spontan.

In gruppendynamischen Trainings wird Feedback gezielt und methodisch als Übung eingesetzt, um Selbst- und Fremdwahrnehmung deutlich zu machen.

Die innere Haltung von Feedbacknehmer und Feedbackgeber sowie der korrekte Ablauf tragen entscheidend zum Erfolg bei.

Im Managementtraining, der Erwachsenenbildung und auch in der Gruppentherapie wird Feedback als gruppendynamische Methode eingesetzt.

„Jemandem die Meinung sagen" darf nicht verwechselt werden mit dem hier gemeinten Begriff „Feedback".

3.9 Prinzip und Wirkung

In der Kommunikationssituation dienen gezielte Rückmeldungen dem Feedback-Empfänger dazu, seine Selbstwahrnehmung zu verbessern und sein zukünftiges Verhalten gegebenenfalls zu ändern.

In beruflichen und privaten Beziehungen ist Feedback ein wirksames Mittel zur Vermeidung von Missverständnissen und zur Verbesserung der Kommunikation.

In der Führung von Mitarbeitern und in der Erwachsenenbildung wird Feedback unter anderem eingesetzt, um Übungen und Situationen wirkungsvoll auszuwerten.

Jeder Mensch hat ein Selbstbild (Bild über sich selbst) und ein Fremdbild (Bild über andere).

Diese Bilder sind selten deckungsgleich, siehe Kapitel über das Johari Fenster.

Sein Selbstbild kann jeder am besten überprüfen und eventuell anpassen, je offener und ehrlicher seine Mitmenschen ihm mitteilen, wie sie ihn wahrnehmen.

Dadurch kann man die Wirkung von Verhalten erkennen, den in jedem Verhalten verbirgt sich eine Absicht und eine Wirkung.

Die Wirkung wird von anderen unterschiedlich wahrgenommen und beurteilt.

Der Empfänger kann durch ein Feedback erfahren, wie er auf andere wirkt und kann dadurch überlegen, ob das seiner Absicht entspricht oder er sein Verhalten ändern sollte.

In einem Feedback müssen die Beziehungen der Teilnehmer zueinander geklärt sein.

In menschlichen Beziehungen bleibt viel ungesagt.

Verborgenes wird durch Feedback sichtbar und so können Wünsche, Bedürfnisse, Anerkennung und auch Freude

ausgetauscht werden, es können aber auch Ängste und Verletzungen angesprochen werden.
Dies lässt Vertrauen und Nähe entstehen.
Durch Feedback soll die Arbeitsfähigkeit verbessern werden, denn werden Gefühle innerhalb einer Gruppe unter den Teppich gekehrt, können sie dort eine zerstörerische Wirkung entwickeln.
Unterschiedliche und sogar widersprüchliche Ziele führen zu Konflikten.
Werden beim Feedback Gefühle gezeigt, Beweggründe und Bedürfnisse erklärt, kann dadurch Klarheit entstehen und dies kann dann zur besseren Zusammenarbeit führen.

3.10 Feedback-Regeln

Für den Feedbackgeber:
Damit ein Feedback für den Empfänger wertvoll ist, sind folgende Regeln sinnvoll:
Das Feedback soll vom Feedbackempfänger erbeten und gewollt sein und er sollte etwas über sich lernen wollen.
Der Empfänger kann das Feedback mit einer Frage beginnen und den Feedbackgeber um eine Antwort bitten.
Beispiel: „Du hast mich doch neulich in dem Einsatz XY erlebt – magst du mir sagen, wie ich da auf dich gewirkt habe?"
Wenn der Feedbackgeber aus eigenem Antrieb ein Feedback geben möchte, sollte er dafür erst die Erlaubnis des Empfängers einholen.
Beispiel: „Mir ist in dem Einsatz XY etwas aufgefallen – möchtest du dazu von mir eine Rückmeldung?"
Für ein erfolgreiches Feedback sollte der Feedbackgeber beschreiben, was er sieht oder hört, also beobachtbares Verhalten aufzeigen.
Das Verhalten soll nicht bewertet und nicht interpretiert werden, auch soll nicht nach Motiven gesucht werden.
Wichtig dabei ist, Positives zuerst zu nennen, dies fördert die Bereitschaft des Empfängers, zuzuhören.

3.10 Feedback-Regeln

Die Überleitung zur Kritik erfolgt mit „und".
Ein „Aber" zerstört oft das vorher gesagte Positive.
Des Weiteren soll der Feedbackgeber konkret und präzise die Situationen beschreiben, die er wahrgenommen hat, hierbei empfiehlt es sich, Ich-Botschaften zu verwenden und Du-Botschaften zu vermeiden.
Beispiel: „Heute hast du mit dem Patienten XY sehr, sehr laut gesprochen – ich bin richtig zusammengezuckt." und nicht: „Immer bist du so ungehobelt!".
Ziel des Feedbacks soll sein, dass der Empfänger etwas über sich erfährt, etwas, das ihm bei seiner Entwicklung hilft, sich selbst in der Welt besser zu verstehen.
Es geht nicht darum, dass der Feedbackgeber etwas erreicht.
Am besten sucht man zeitnah das Gespräch, nicht erst Wochen später.
Sofortige, positive Rückmeldung wirkt am stärksten.
Nicht angesprochene Störungen wirken im Verborgenen zerstörend.
Länger Zurückliegendes wird vergessen und damit eine Lernchance verpasst.

Für den Empfänger:
Feedback ist ein Geschenk des Gebers an den Empfänger.
Für den Empfänger hat sich folgende Haltung und Verhalten bewährt.
Er sollte dankbar, geduldig und lernbereit zuhören.
Sich nicht rechtfertigen, verteidigen oder den Geber abwerten oder angreifen.
Für den Empfänger empfiehlt es sich aktiv zuzuhören und wenn etwas nicht verstanden wird, sind Verständnisfragen erlaubt: „Was genau meinst du mit…?"
Der Feedbackempfänger sollte sich für das Feedback bei dem Feedbackgeber bedanken und sich nach dem Feedback das Gehörte auf sich wirken lassen, um später für sich zu entscheiden, ob und was er von dem Gesagten annehmen und umsetzen will, und was nicht.

Feedback geben und empfangen bedarf auch Übung, in einen Gruppenunterricht zum Beispiel sollten zuerst die Teilnehmer über Sinn und Zweck des Feedbacks unterrichtet werden.
Dann wird der Ablauf erklärt und Fragen werden beantwortet.
Das Feedback kann in Zweiergruppen geübt werden, oder reihum in der Gruppe.
Der Empfänger nimmt eine innere Haltung ein, die zum Ausdruck bringt, dass er das Feedback als Geschenk betrachtet und hört aufmerksam zu.
Das Feedback beginnt mit der Frage des Empfängers. Darauf antwortet der Feedbackgeber nach folgendem Schema:

1. Ich habe beobachtet/mir ist aufgefallen, dass…
2. Ich habe dabei gedacht/gefühlt, dass…
3. Meine Reaktion war…
4. Ich würde mir wünschen (Verbesserungsvorschläge anbringen), dass…

3.11 Deeskalationsstrategien

Zu den Grundlagen der Deeskalierenden Kommunikation gehören folgende Aspekte.
Stellen Sie Offene Fragen z. B. Wie können wir Ihnen helfen? Vermeiden Sie Fragen auf die der Patient mit Ja oder Nein antworten kann.
Vermeiden Sie Warum Fragen z. B. Warum sind wir hier? Eine Warum Frage enthält immer auch einen versteckten Vorwurf.
Bieten Sie aktiv ihre Hilfe an und sprechen Sie das auch aus.
Senden Sie Ich-Botschaften, z. B. „Ich möchte Ihnen helfen" oder „Ich möchte ruhig mit Ihnen sprechen".
Nehmen Sie ihr Gegenüber ernst auch wenn es für Sie keinen Sinn ergibt was der Patient sagt.
Versuchen Sie unbedingt aktiv zuzuhören, damit bekommt der Sprechende direktes Feedback.

3.12 Aktives Zuhören bedeutet

Ungeteilte Aufmerksamkeit schenken (keine Ablenkungen durch Smartphone, Funk, Einsatzprotokoll, u. a.);
Wenden Sie sich dem Gegenüber zu (auch körpersprachlich!) und schauen Sie ihn an.
Bekunden Sie ihr Interesse am Gegenüber und am Thema.
Fallen Sie Ihrem Gegenüber aber nicht dauernd ins Wort, lassen Sie ihn ausreden, bevor Sie antworten.
Signalisieren Sie Verständnis, was nicht bedeutet, dass Sie unbedingt mit allem Gehörten einverstanden sein müssen.
Senden Sie positive Signale indem Sie zustimmend nicken und „ja mmh" sagen.
Geben Sie ihrem Gegenüber genug Raum und Zeit seine Gedanken zu formulieren und diese auszusprechen.
Im Weiteren bieten sich im Umgang mit verbalaggressiven Patienten, Angehörigen oder anderen Anwesenden zwei verschiedene Strategien an. Entscheiden Sie selbst, welche davon besser zu Ihnen passt und welche Ihnen in der Praxis leichter fällt.
Wichtig: Nicht zwischen den beiden Strategien hin- und herspringen!

3.13 Strategie 1: Vantastic 4

1. Verständnis:
Der erste Schritt bei der deeskalierenden Kommunikation ist Empathie und aufrichtiges Verständnis für das Gegenüber und sein Verhalten.
Aggressionen sind meistens durch Bedürfnisse motiviert.
Daher sollten Sie bei aggressiven Personen zwischen dem Menschen, der keinen anderen Ausweg aus seiner aktuellen Situation sieht, und seinem Verhalten unterscheiden.
Wenn ein tief greifendes Bedürfnis wie etwa die Linderung von Schmerzen scheinbar nicht erfüllt werden kann, können aus Frustration oder Verzweiflung Aggressionen entstehen.

In dieser Situation hilft es Ihnen, die Person und ihr Verhalten unabhängig voneinander zu betrachten.
Auf diesem Weg ändert sich Ihre Haltung gegenüber dem aggressiven Menschen, was sich auch durch Ihre Körpersprache ausdrückt.

2. Vertrauen:
Um die Situation bei einer Konfrontation mit einer aggressiven Person nicht unnötig weiter zu verschärfen, sollten Sie sich defensiv und zurückhaltend verhalten.
Treten Sie nicht bestimmend auf, geben Sie keine schroffen Anweisungen, sondern verhalten Sie sich freundschaftlich und offen.
Etwa so, wie ein neuer, unerfahrener Spieler in einer Fußballmannschaft oder ein neuer Kollege im Team.
Wenn Sie auf diese Art Ihrem Gegenüber kurzfristig die Führung zumindest teilweise überlassen, geben Sie ihm das Gefühl, die Situation zu kontrollieren.
So gewinnen Sie sein Vertrauen.
Körpersprachlich erreichen Sie das durch eine entspannte Körperhaltung mit lockeren Armen und Beinen.
Stehen Sie entspannt, aber so, dass Sie einem eventuellen Angriff schnell ausweichen können.
Zeigen Sie Ihre Handflächen, um zu demonstrieren, dass Sie unbewaffnet sind.
Durch leichtes Schräghalten Ihres Kopfes öffnen Sie Ihre verletzliche Halspartie.
Mit Blickkontakt während der Unterhaltung erweisen Sie Ihrem Gesprächspartner Respekt.
Der Blickkontakt darf aber nicht in ein Starren ausarten.
Wenn Sie es als zu anstrengend oder unbehaglich empfinden, der Person direkt in die Augen zu schauen, blicken Sie auf die Nasenwurzel.
Wenden Sie Ihren Blick nicht zu oft und nur kurz ab, um nicht unsicher zu wirken.
Freundlicher, entspannter Blickkontakt ist ein Zeichen für friedliche Absichten und offene Kommunikation.

3.13 Strategie 1: Vantastic 4

Wichtig: Behalten Sie die betont defensive Haltung nur so lange bei, wie es notwendig ist, um die Situation zu entschärfen.
Werden Sie nicht unterwürfig. Achten sie darauf, nicht in die Opferrolle abzugleiten.

3. Verbindung:
Wenn Sie durch die Absenkung Ihres Status eine Entspannung der Situation erreicht haben und das Aggressionspotenzial erkennbar sinkt, können Sie eine Verbindung mit Ihrem Gegenüber aufnehmen.
Dazu beobachten Sie die Person genau und versuchen, sich ihr verbal und körpersprachlich anzugleichen.
Vermeiden Sie Fachbegriffe, sprechen Sie klar und verständlich.
Verwenden sie ähnliche Ausdrücke wie Ihr Gesprächspartner, sofern diese nicht beleidigend sind.
Sprechen Sie in einer ähnlichen Geschwindigkeit und passen Sie auch Ihre Körperhaltung Ihrem Gegenüber an.
Vermeiden Sie dabei eine frontale Position, besser ist es, sich leicht von der aggressiven Person wegzudrehen.
Spiegeln Sie Ihr Gegenüber, in dem Sie seine Gesten und Bewegungen ebenso nachahmen wie seine Sprache.
Achten Sie dabei darauf, dass diese Imitation nicht lächerlich oder spöttisch wirkt.
Die Spiegelung und damit das Hineinversetzen in den anderen erzeugen einen Gleichklang, der den Weg für ein ruhiges und konstruktives Gespräch ebnet.

4. Verhandeln:
Der nächste Schritt ist die Erreichung einer sachlichen Gesprächsebene.
Dazu argumentieren Sie sachlich, klar und ruhig.
Lassen Sie sich nicht durch Provokationen der aggressiven Person irritieren.
Vermeiden Sie allgemeine Formulierungen, benutzen Sie stattdessen Ich-Botschaften wie „Ich fühle mich von Ihnen bedroht.".

Verstricken Sie sich nicht in Grundsatzdiskussionen, sondern akzeptieren Sie die Meinung Ihres Gegenübers, auch wenn Sie sie nicht nachvollziehen können.
Bemühen Sie sich, die Argumente des anderen zu verstehen und ziehen Sie diese nicht ins Lächerliche.
Stellen Sie interessierte Fragen und geben Sie dem anderen das Gefühl, ernst genommen zu werden.
Versuchen Sie herauszufinden, welches Bedürfnis hinter der Aggression steckt.
Bieten Sie friedliche Lösungen an und suchen Sie gemeinsam mit der aggressiven Person Möglichkeiten, deren Bedürfnisse zu befriedigen.

3.14 Strategie 2: Tit for Tat

Tit for Tat bedeutet sinngemäß „Wie du mir, so ich dir".

Es darf aber nicht mit dem Grundsatz „Auge um Auge, Zahn um Zahn" verwechselt werden!

Tit für Tat ist das Prinzip der bedingten Freundlichkeit. Das bedeutet, solange mein Gegenüber freundlich und kooperativ ist, bin ich es auch.

Ist der andere unkooperativ oder gar aggressiv, weise ich ihn freundlich aber bestimmt in seine Schranken. Das heißt, ich lasse mich nicht darauf ein, Beleidigungen auszutauschen oder durch Lautstärke zu gewinnen. Ich vertrete stattdessen meinen Standpunkt und ziehe Grenzen, notfalls unter Androhung und Anwendung von Sanktionen. Hier eröffnet sich wiederum dem Rettungsdienst nur ein geringer Spielraum.

Im Wesentlichen beschränken sich die Konsequenzen des Fehlverhaltens des Patienten darauf, dass der Rettungsdienst sich zurückzieht und somit der Patient keine Hilfe erhält, und dass die Polizei hinzugezogen wird.

Die eigentliche Herausforderung beim Tit for Tat ist die wohldosierte Steigerung der „verbalen Gegenwehr".

Weder unhaltbare Drohungen noch unkontrolliertes Schreien sind gefragt.

Ebenso ist es extrem wichtig, sofort selbst wieder freundlich und kooperativ zu sein, sobald der andere als Reaktion auf die erhaltene klare Ansage wieder umgänglich und friedlich ist.

Was ist nun eine angemessene Reaktion? Wie gehen Sie bei der Anwendung von Tit for Tat vor?

Wichtig ist, nicht zu leise sprechen, etwas über Zimmerlautstärke (je nach Hintergrundlärm auch lauter), dennoch nicht schreien! Auch wenn der andere beleidigend wird, selbst keine Beleidigungen zu verwenden. Es sollte auf eine aufrechte Körperhaltung geachtet werden und der Blickkontakt zum Gegenüber gehalten werden. Es werden nur Konsequenzen angekündigt, die auch eingehalten werden können. Ein Sicherheitsabstand von mindestens 1 m sollte eingehalten werden!

3.15 Deeskalationsmodellsätze

Für den Anfang können als Antwort auf Beschimpfungen und Beleidigungen Modellsätze hilfreich sein.

Diese sind natürlich nicht verbindlich und können mit zunehmender Erfahrung durch individuelle Antworten ersetzt werden.

Nicht vergessen: Immer freundlich beginnen, z. B.:

„Guten Tag, der Rettungsdienst, mein Name ist [...], wie können wir Ihnen helfen?"

Antwortet der Patient ruppig oder sogar beleidigend oder drohend:

„Ich möchte nicht, dass Sie so mit uns reden!" (freundlich, bestimmt, selbstsicher).

Zeigt dies keine Wirkung:

„Nochmals, ich möchte nicht, dass Sie so mit uns reden, haben Sie das verstanden?" (etwas lauter, doch freundlich, bestimmt, selbstsicher).

Bleibt die erhoffte Wirkung immer noch aus:

„Zum letzten Mal, ich möchte nicht, dass Sie so mit uns reden, sonst sehe ich mich gezwungen den Notarzt oder Unterstützung anzufordern, haben Sie das verstanden?" (laut, bestimmt, selbstsicher).

Wenn selbst mit dieser Ankündigung unangenehmer Konsequenzen kein kooperatives Verhalten zu erreichen war, ziehen Sie sich unbedingt zurück und fordern Sie die Polizei und/oder den Notarzt an.

Die Androhung, Polizeiverstärkung hinzuzuziehen, kann sich ebenso positiv wie negativ auswirken.

Deswegen können eine neutrale Formulierung und eine diskrete Alarmierung der Polizei ratsam sein.

ACHTUNG: Niemals Konsequenzen androhen, die nicht in die Tat umgesetzt werden können!

Im Falle das Ersthelfer von Patient/Einsatzstelle entfernen müssen, empfiehlt sich der folgende Satz.

„Sie haben bis jetzt super geholfen, jetzt tun wir unser Bestes."(freundlich, bestimmt)

Für den Fall das der Patient/Angesprochene körperlich aggressives Verhalten zeigt (aufspringen, schnelle Annäherung, körperliche Drohung wie geballte Fäuste) artikulieren Sie ein lautes, energisches „STOP!"

Dabei ist zu beachten, dass die Körperhaltung aufrecht ist und die Hände sich vor dem Körper, auf Brusthöhe befinden, sollten.

Gleichzeitig wird der Abstand vergrößert, dieser Abstand sollte so gewählt sein, dass der Angreifer mindestens zwei Schritte machen muss, um sein Ziel zu erreichen.

Lässt der Aggressor nicht von seinem Angriff ab und verfällt sich weiterhin aggressiv, empfiehlt sich hier der Rückzug, um ggf. in sicherer Entfernung auf Unterstützung zu warten.

3.16 Der Eigenton

Jedes Mal, wenn Sie Ihre Stimme besonders beanspruchen, ist es sehr hilfreich, in der Tonlage Ihres persönlichen Eigentons zu sprechen.

Das verhindert auch, wenn Sie die Stimme heben müssen, um etwas lauter und energischer zu klingen, dass Ihre Stimme schrill wird oder bricht.

3.16 Der Eigenton

Auch bei längeren Vorträgen oder Gesprächen vor einer lauten Geräuschkulisse ist es wesentlich weniger anstrengend, wenn man mit seinem Eigenton arbeitet.

Wie findet man den Eigenton? Dafür gibt es mehrere Herangehensweisen:

Stellen Sie sich vor, Sie hören jemandem bei einem ausdauernden Monolog zu.

Aus Höflichkeit geben Sie ab und zu ein zustimmendes „Mmmmhmmmm" von sich.

Oder Sie stellen sich vor, dass Ihr Lieblingsessen Ihnen das Wasser im Munde zusammenlaufen lässt.

Sagen Sie genüsslich „Mmmmmmhhhh" in Vorfreude auf die Köstlichkeit.

Das gesummte oder gebrummte „Mmmmhmmm" aus beiden Varianten zeigt Ihnen schon ziemlich gut die Lage Ihres Eigentons.

Um diese noch deutlicher zu machen und zu stabilisieren, gibt es wiederum mehrere Möglichkeiten.

Zählen Sie sehr langsam und gedehnt „Eeeiiins.....zweeiiiii......dreiiiii......", ohne groß darüber nachzudenken.

Zählen Sie von eins bis zehn in normaler Zimmerlautstärke, stehen Sie dabei aufrecht und locker oder wandern Sie einfach ziellos durch den Raum.

Wiederholen Sie das Zählen mindestens vier Mal und versuchen Sie, bei jeder Wiederholung noch ein wenig langsamer und gedehnter zu zählen.

Lesen Sie einen beliebigen Text aus einer Zeitung oder einem Buch, ohne jede Betonung und Modulation der Stimme, Silbe für Silbe laut und langsam vor.

Sprechen Sie dabei die einzelnen Silben leicht gedehnt und machen Sie keine Unterbrechungen zwischen Wörtern oder Sätzen.

Atmen aber nicht vergessen! Auch hier locker und aufrecht stehen oder durch den Raum wandern.

Sie können auch z. B. Ihre Einkaufsliste vor sich hinsprechen, Länder aufzählen oder einfach Ihre Gedanken monoton, langsam und gedehnt aussprechen.

Bei allen Varianten wird sich Ihre Stimme nach und nach auf eine Tonlage einpendeln, die angenehm entspannt ist.

Wenn man den Eigenton getroffen hat, stellt sich manchmal ein Resonanzgefühl, also eine leichte Schwingung im Brustbeinbereich ein.

Patientenschonende Selbstverteidigung

4

Inhaltsverzeichnis

4.1	Basistechnik: Sicherheitsstellung	63
4.2	Jacke wird mit beiden Händen gepackt	65
4.3	Jacke wird mit beiden Händen gepackt – Kollege kann helfen	67
4.4	Jacke wird mit einer Hand gepackt	68
4.5	Jacke wird mit einer Hand gepackt, Angreifer schlägt	70
4.6	Jacke wird mit einer Hand gepackt, Kollege hilft	71
4.7	Schubsen	73
4.8	Schieben	75
4.9	Schlagen	77
4.10	Schwitzkasten	78
4.11	Rettungsdienst am Boden, Tritte zum Kopf	81
4.12	Ein Handgelenk wird griffen	84
4.13	Handgelenke werden aus der Sicherheitsstellung heraus gegriffen	87
4.14	An den Haaren ziehen	89
4.15	An den Haaren ziehen mit Kniestoß zum Kopf	92
4.16	Würgen mit zwei Händen	95
4.17	Nothilfe	100

4.1 Basistechnik: Sicherheitsstellung

Beim ersten Anzeichen einer Eskalation (auch verbal!):
  ein bis zwei Schritte zurücktreten;
  Hände in Schulterhöhe, schulterbreit auseinander, Ellenbogen nach unten;

© Springer-Verlag GmbH Deutschland, ein Teil von Springer Nature 2019
A. Habitz, *Gewalt im Rettungsdienst,*
https://doi.org/10.1007/978-3-662-59152-9_4

Füße hüftbreit, einen Fuß leicht vorgezogen;
Diese Haltung schützt vor vielen Angriffen und dient als Ausgangsposition zur Abwehr oder Flucht.

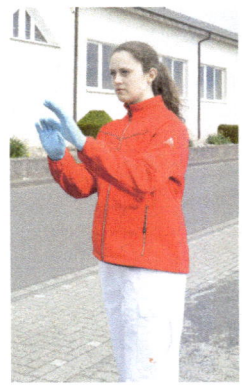

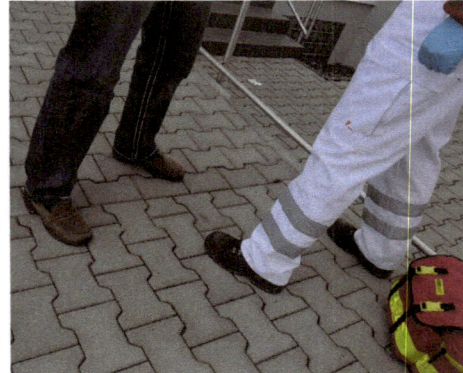

Abb. 12a **Abb. 12b**

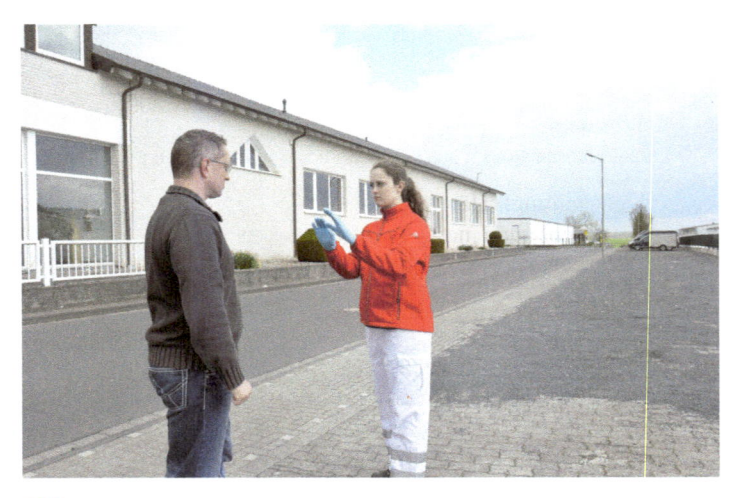

Abb. 12c

Nach der Befreiung aus einem Griff oder nach einem Angriff sollte möglichst die Flucht im Vordergrund stehen und keine Festsetzung des Angreifers.

4.2 Jacke wird mit beiden Händen gepackt

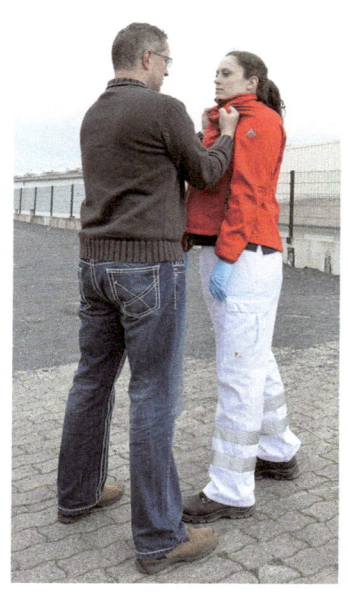

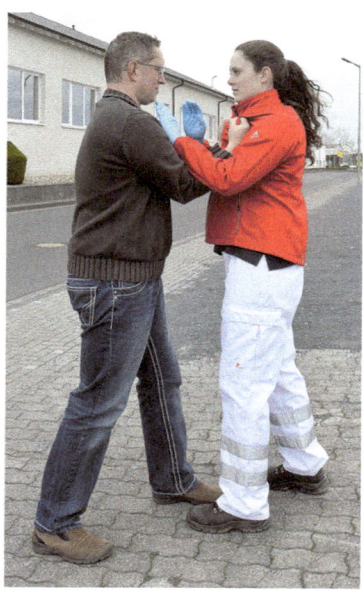

Abb. 13

Abb. 14

Sicherheitsstellung: Hände in Schulterhöhe, schulterbreit auseinander, Ellenbogen nach unten, Gewicht der Arme liegt auf den Armen des Angreifers, die eigenen Arme leicht zur eigenen Körpermitte drücken;

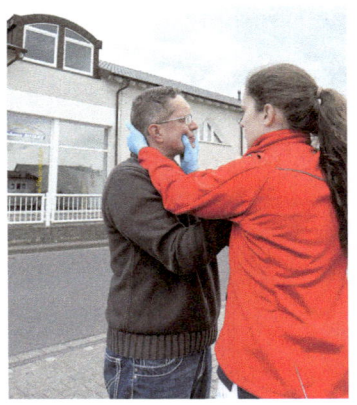

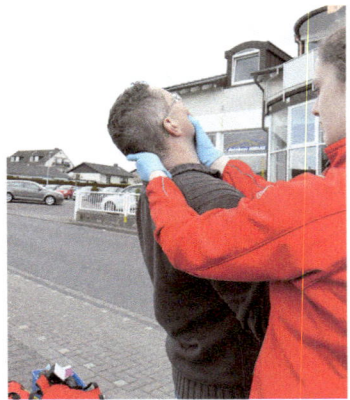

Abb. 15a   **Abb. 15b**

Um den Griff zu lösen, linke Hand in Nacken des Angreifers legen, rechte Hand am Kiefergrundgelenk, gegen den Uhrzeigersinn drehen und leicht zum Nacken beugen, Daumen und Zeigefinger drücken dabei kräftig zusammen.

4.3 Jacke wird mit beiden Händen gepackt – Kollege kann helfen

Sicherheitsstellung: Hände in Schulterhöhe, schulterbreit auseinander, Ellenbogen nach unten, Gewicht der Arme liegt auf den Armen des Angreifers, die eigenen Arme leicht zur eigenen Körpermitte drücken.

Der Kollege nähert sich dem Angreifer von hinten und legt seine Hände auf die Augen des Angreifers, die eigenen Ellenbogen an den Rücken des Angreifers, Kopf des Angreifers nach hinten kippen. Bei sehr großen Personen kann mit dem eigenen Fuß in die Kniekehle des Angreifers gedrückt werden (wie auf eine Leiter steigen).

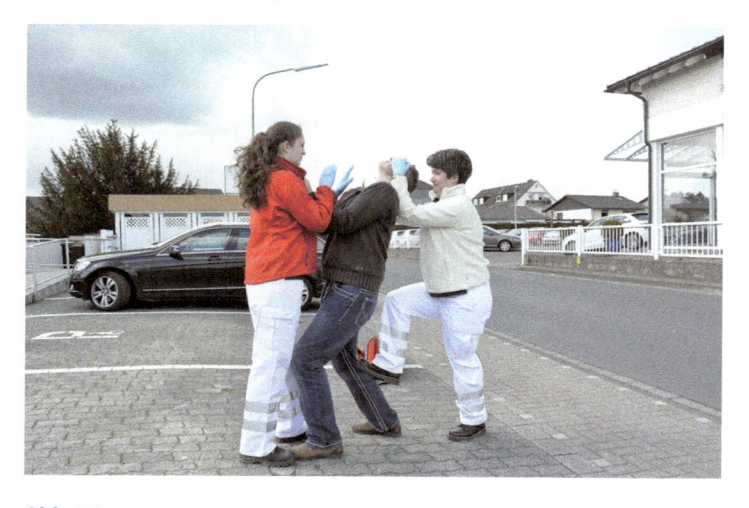

Abb. 16

Der Angegriffene senkt gleichzeitig seine Ellenbogen ab und klatscht kräftig in die Hände, hiermit soll erreicht werden dass der Angreifer sich erschreckt.

4.4 Jacke wird mit einer Hand gepackt

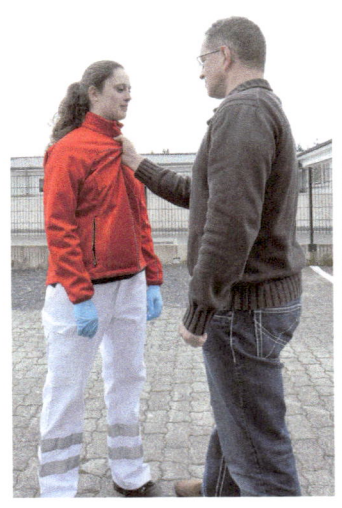

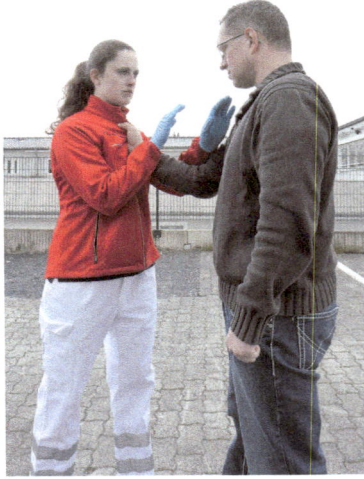

Abb. 17   Abb. 18

Sicherheitsstellung mit den Händen in Schulterhöhe und Beine schulterbreit auseinander, Ellenbogen nach unten, Gewicht des eigenen Armes liegt auf dem Arm des Angreifers, der die Jacke gepackt hält;

4.4 Jacke wird mit einer Hand gepackt

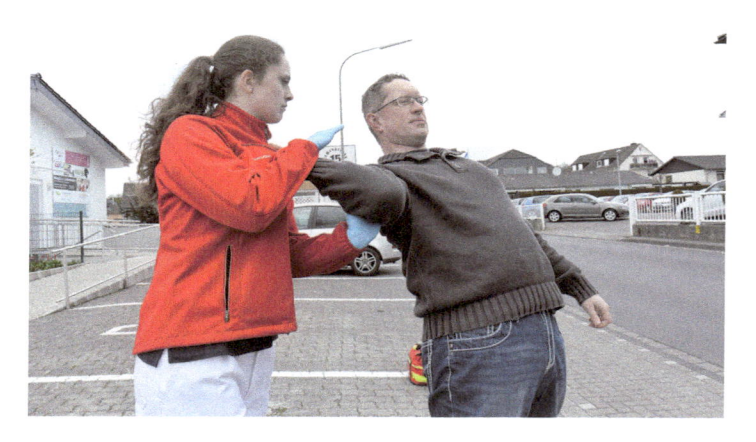

Abb. 19

Um den Griff zu lösen, eine Hand außen auf den Ellenbogen des Angreifers, eine Hand zum Handgelenk (Hebel), Ellenbogen nach oben zur Körpermitte des Angreifers wegschieben und gleichzeitig sein Handgelenk zur Körperausseite nach unten drücken, bis der Angreifer loslässt, Durch Aufrechterhaltung des Druckes kann so der Angreifer zu Boden gebracht werden, Cave: eigenen Daumen nicht in die Ellenbeuge legen.

4.5 Jacke wird mit einer Hand gepackt, Angreifer schlägt

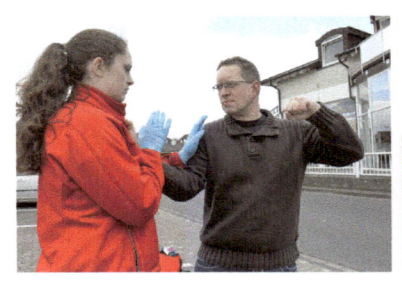

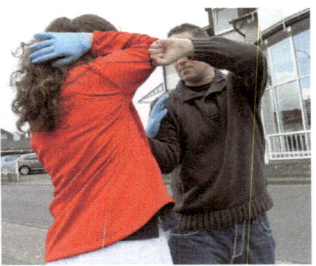

Abb. 20

Abb. 21

Sicherheitsstellung mit den Händen in Schulterhöhe und Beine schulterbreit auseinander, Ellenbogen nach unten, Gewicht der eigenen Arme ruht auf den Armen des Angreifers;

Bei einem Schlag den Kopf mit angewinkeltem Arm schützen und den gleichen Arm schnell ausstrecken, als Schlag mit der Handfläche zur Nase.

Um den Griff zu lösen, eine Hand außen auf den Ellenbogen des Angreifers, eine Hand zum Handgelenk (Hebel), Ellenbogen nach oben zur Körpermitte des Angreifers wegschieben und gleichzeitig sein Handgelenk zur Körperausseite nach unten drücken, bis der Angreifer loslässt, Durch Aufrechterhaltung des Druckes kann so der Angreifer zu Boden gebracht werden, Cave: eigenen Daumen nicht in die Ellenbeuge legen.

4.6 Jacke wird mit einer Hand gepackt, Kollege hilft

Sicherheitsstellung mit den Händen in Schulterhöhe und Beine schulterbreit auseinander, Ellenbogen nach unten, Gewicht der eigenen Arme ruht auf den Armen des Angreifers;

Der Helfer tritt von hinten an den Angreifer heran und legt eine Hand auf die Augen, die andere Hand sichert den freien Arm des Angreifers.

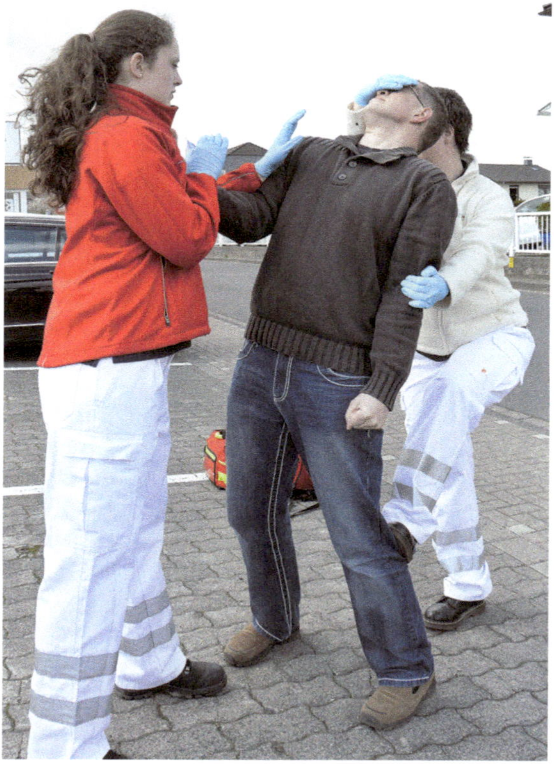

Abb. 22

Der Angegriffene senkt seine Ellenbogen ab und klatscht in die Hände. Um den Griff zu lösen, eine Hand außen auf den Ellenbogen des Angreifers, eine Hand zum Handgelenk (Hebel), Ellenbogen nach oben zur Körpermitte des Angreifers wegschieben und gleichzeitig sein Handgelenk zur Körperausseite nach unten drücken, bis der Angreifer loslässt, Durch Aufrechterhaltung des Druckes kann so der Angreifer zu Boden gebracht werden, Cave: eigenen Daumen nicht in die Ellenbeuge legen.

4.7 Schubsen

Schubsen ist eine schnelle Bewegung mit kurzer Krafteinwirkung.

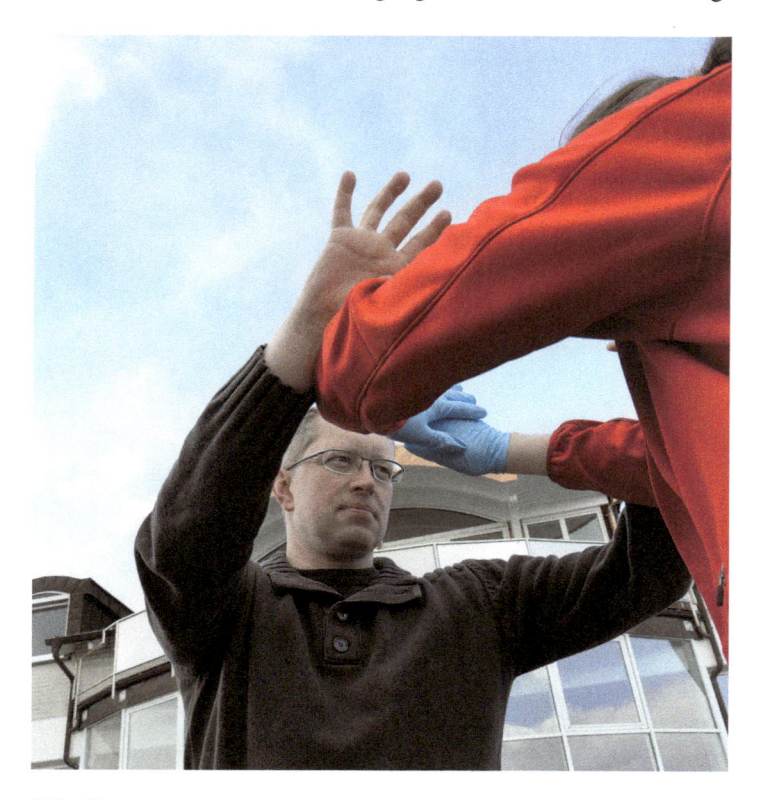

Abb. 23a

Ausgangslage sollte die Sicherheitsstellung sein, sonst kann eine Reaktion nicht schnell genug sein. Daraus erfolgt dann das „Aufpilzen" von unten nach oben. Dazu die eigenen Ellenbogen über Schulterhöhe nach außen anheben, Schultern nach hinten kreisen.

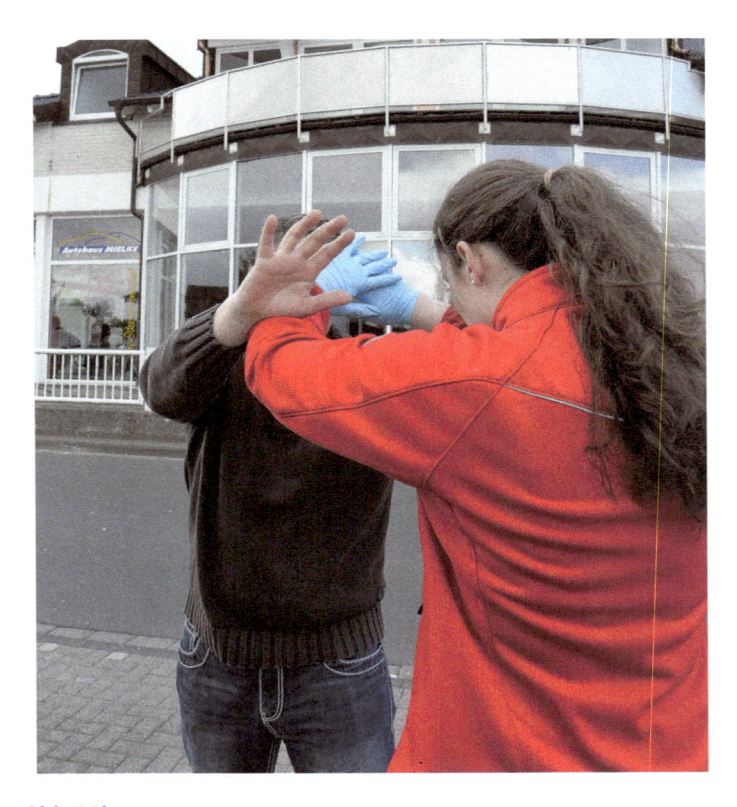

Abb. 23b

Wichtig dabei: die Hände müssen in der Mitte bleiben, sonst kann es passieren, dass der Kopf des Angreifers gegen einen prallt.

4.8 Schieben

Schieben ist eine langsame Bewegung mit langer Krafteinwirkung. Zum Üben werden die Hände des Angreifers von vorne an die Schultern des Übenden gelegt.

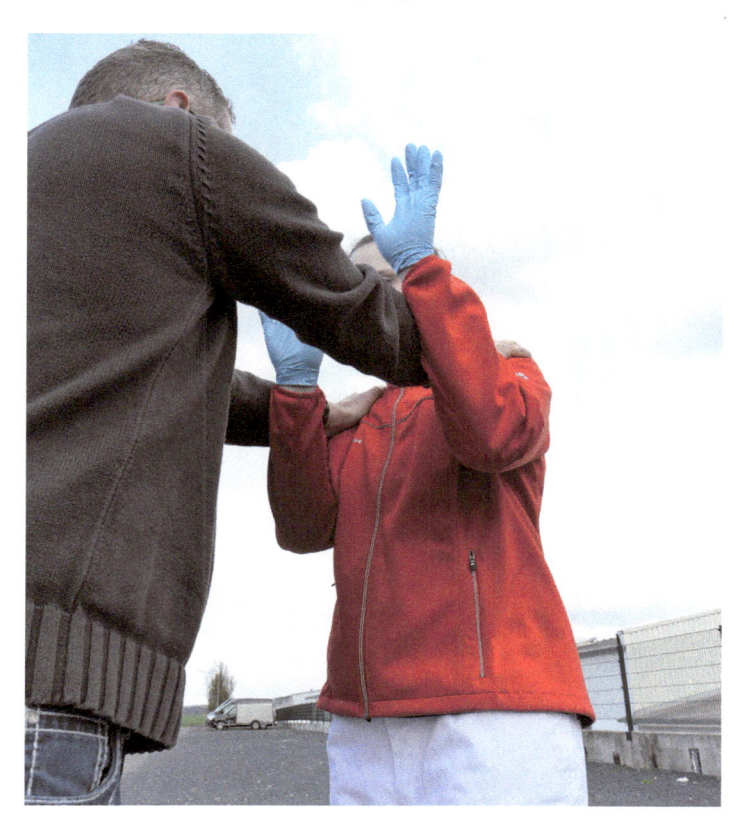

Abb. 24a

Ausgangslage sollte die Sicherheitsstellung sein, sonst kann eine Reaktion nicht schnell genug sein. Ellenbogen absenken und einen Arm außerhalb der Arme des Angreifers und den anderen Arm innen positionieren.

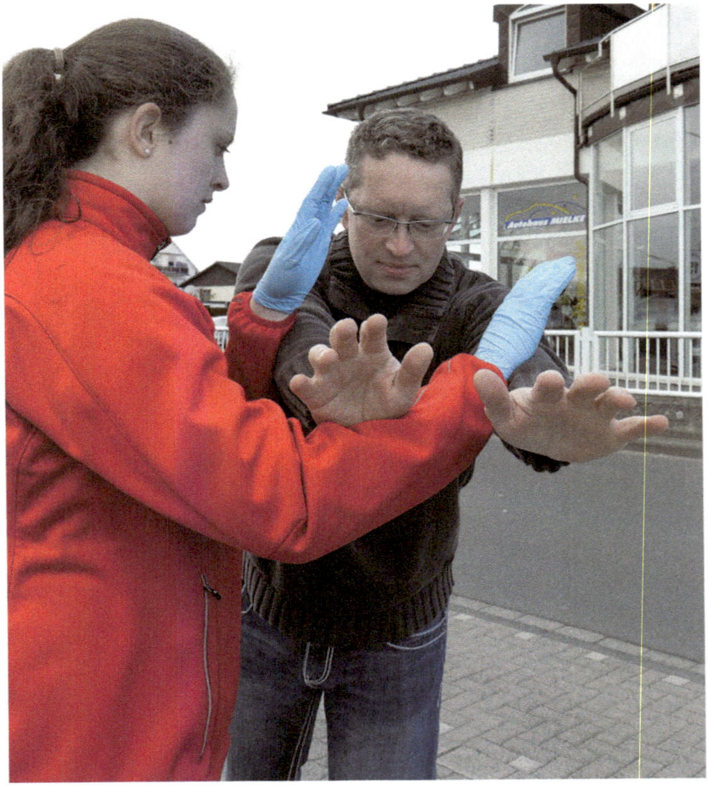

Abb. 24b

Wenn der Angreifer dann schiebt, eine schwungvolle Körperdrehung vollführen.

4.9 Schlagen

Ausgangslage sollte die Sicherheitsstellung sein, sonst kann eine Reaktion nicht schnell genug sein. Kopf mit beiden angewinkelten Armen schützen, zwei Schritte zurückgehen, Sicherheitsstellung wieder einnehmen.

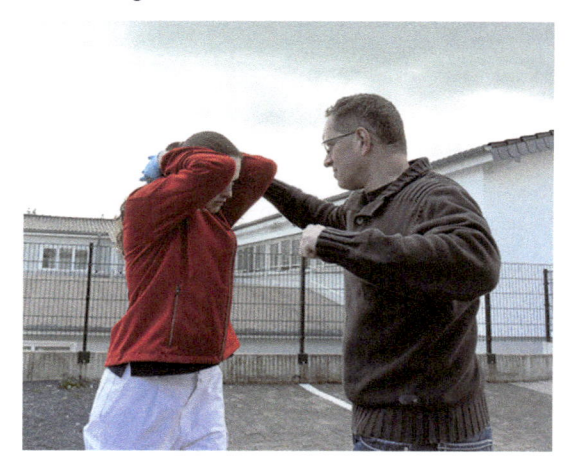

Abb. 25a

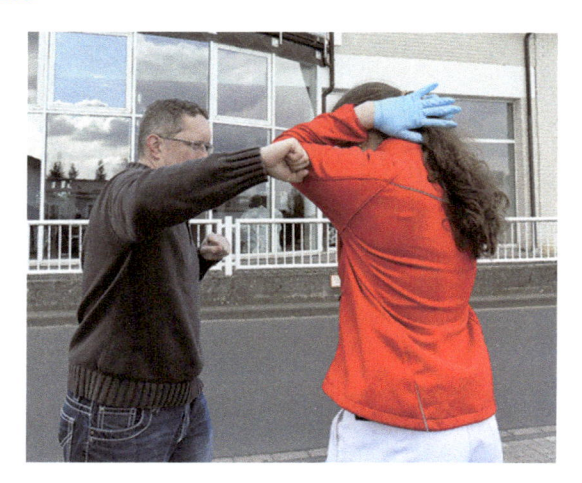

Abb. 25b

Folgt der Angreifer, schreien Sie ihm ein lautes Stopp entgegen und treten in Richtung Schienbein oder versuchen zu fliehen.

4.10 Schwitzkasten

Ausgangslage sollte die Sicherheitsstellung sein, sonst kann eine Reaktion nicht schnell genug sein.

Schwitzkasten im Ansatz unterbinden: Kopf durch Sicherheitsstellung schützen, Schultern hochziehen, Kinn zur eigenen Brust ziehen und Nase Richtung Angreifer drehen Kopf in Richtung des eigenen Kinn nach hinten aus dem Griff herausziehen.

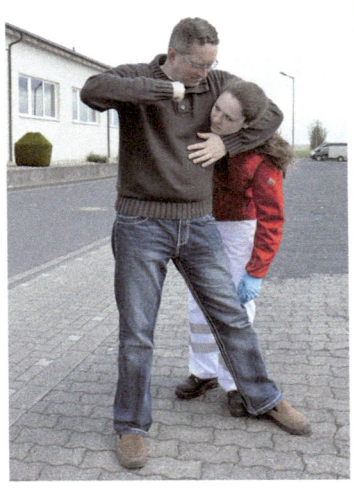

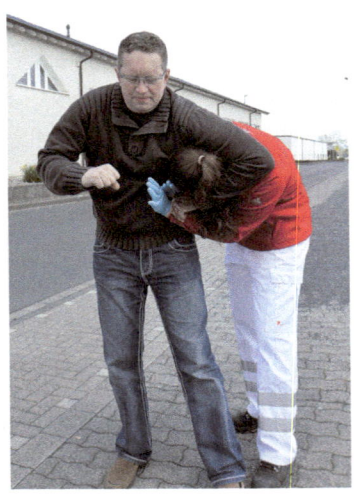

Abb. 26a

Abb. 26b

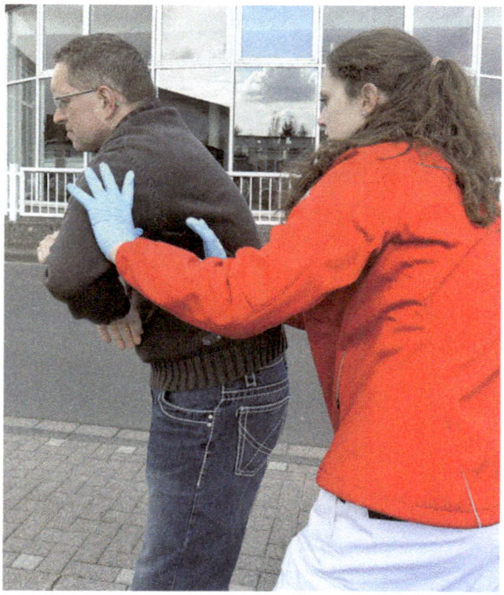

4.10 Schwitzkasten

Abb. 27

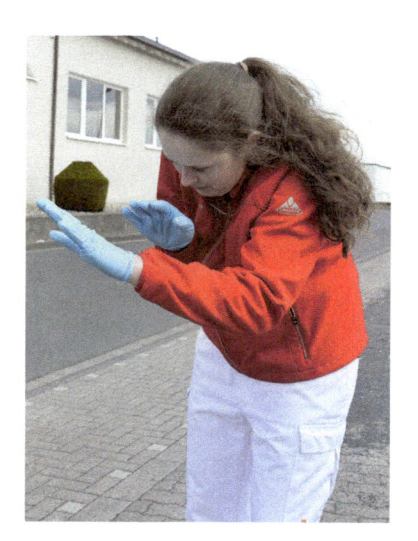

Abb. 28

Im Detail: Kinn zur Brust, Schultern hoch ziehen. Kopf zur Seite drehen.

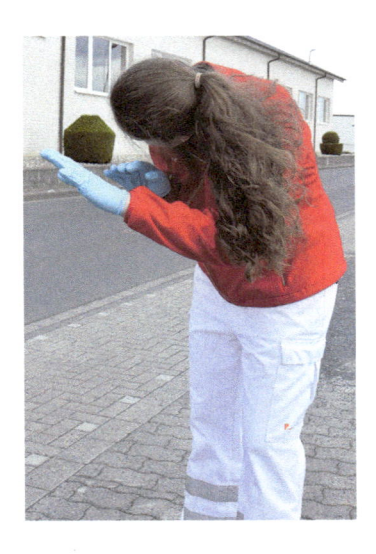

Abb. 29a

Wenn keine Befreiung möglich ist: Kopf mit einer Hand schützen und mit der anderen Hand kräftig in den Oberschenkel (Innenseite!) kneifen und drehen. Im Beispiel wäre es die linke Hand, die kneift.

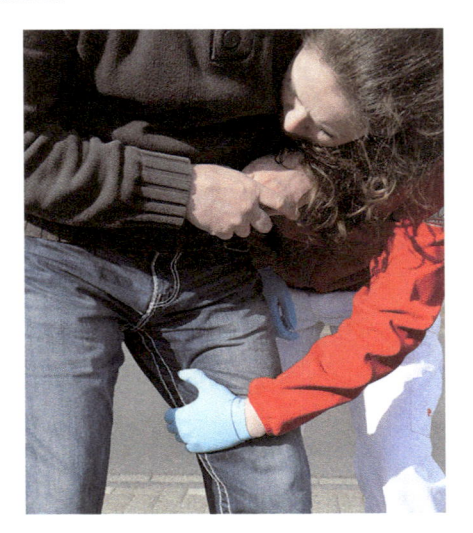

Abb. 29b

4.11 Rettungsdienst am Boden, Tritte zum Kopf

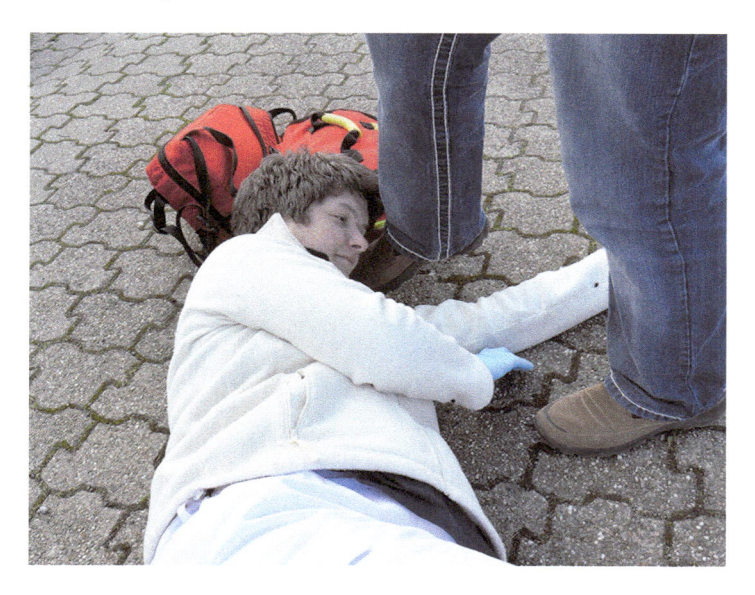

Abb. 30a

Abwehr mit ausgestreckten Armen zum Trittbein.

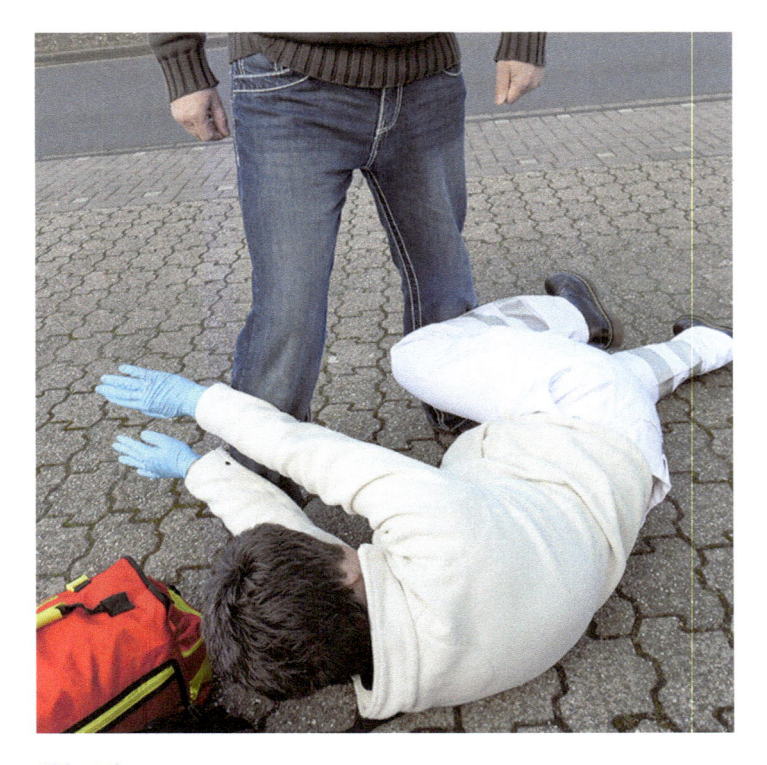

Abb. 30b

Beine zum eigenen Oberkörper ran ziehen, unteren Arm um das Trittbein klammern und den Ellenbogen auf den Boden abstützen und zu sich heranziehen.

4.11 Rettungsdienst am Boden, Tritte zum Kopf

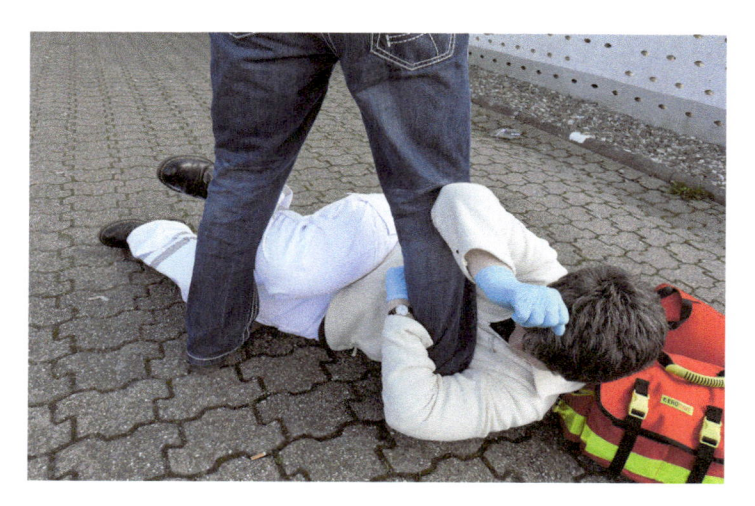

Abb. 30c

Der obere Arm übernimmt die Kopfdeckung, indem er sich mit dem Unterarm an die Seite des Kopfes legt. Den Ellenbogen des umklammernden Armes seitlich unter den eigenen Körper ziehen und gleichzeitig den eigenen Körper gegen die Beine des Angreifers drücken, dabei versuchen sich hinzuknien und so den Angreifer umstoßen. Es kann hilfreich sein den schützenden Arm soweit wie möglich hinter dem Angreifer auf den Boden zu stützen.

Wenn der Angreifer umgefallen ist, sollte schnellstmöglich versucht werden, aufzustehen und zu fliehen.

4.12 Ein Handgelenk wird gegriffen

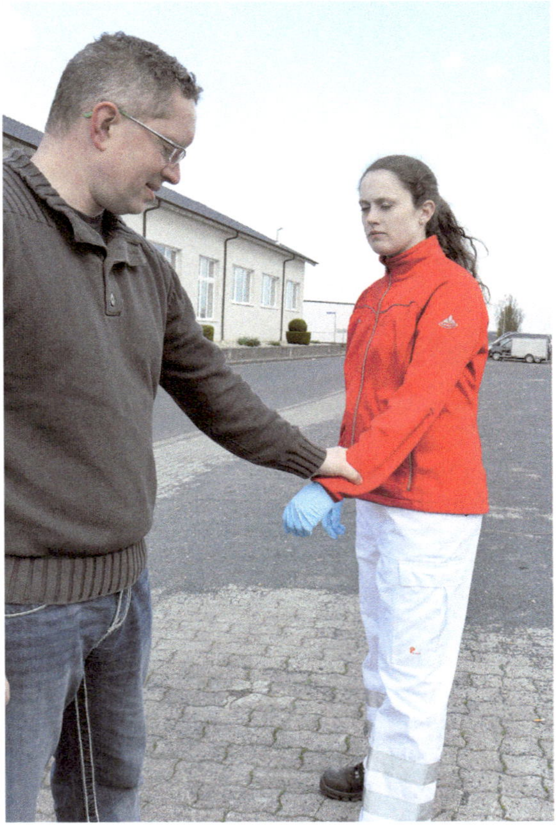

Abb. 31

Um sich zu befreien, rotieren Sie ihren Unterarm körpernah, nah an ihrem Bauch vorbei, im Ellenbogengelenk um das Handgelenk des Angreifers herum.

4.12 Ein Handgelenk wird gegriffen

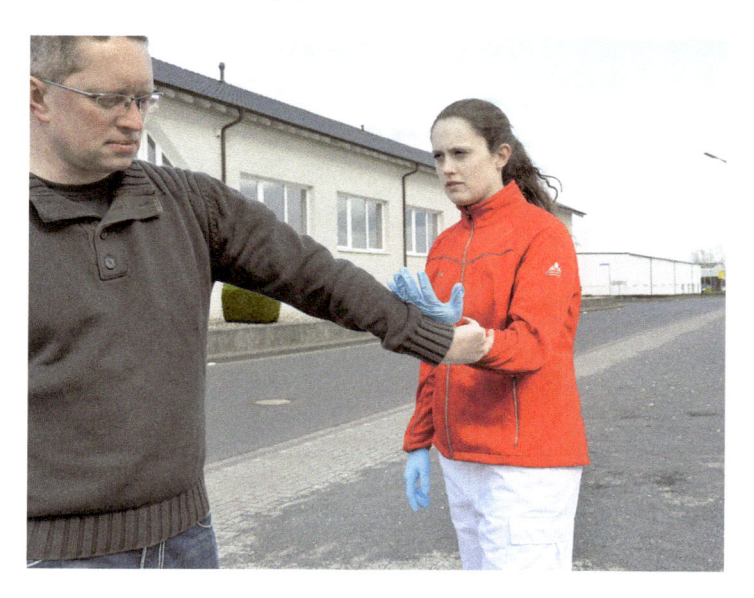

Abb. 32a

Mit der freien Hand dann den Arm des Angreifers von sich wegstoßen.

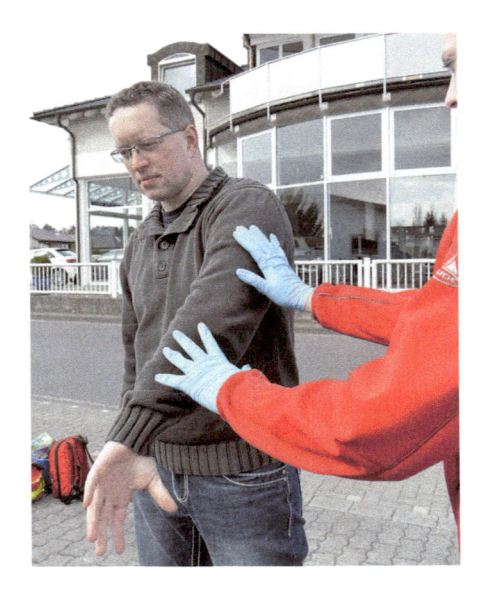

Abb. 32b

Nach der Befreiung erfolgen wieder die Sicherheitsstellung und der Rückzug.

4.13 Handgelenke werden aus der Sicherheitsstellung heraus gegriffen

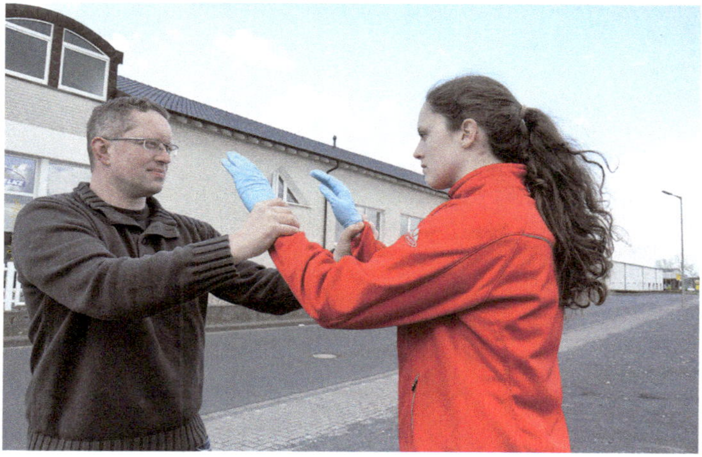

Abb. 33

Hier ist eine schnelle Reaktion erforderlich!

Die Arme mit steifem Ellenbogengelenk, die Handflächen Richtung Boden bewegen und die Oberarme neben den Körper ziehen.

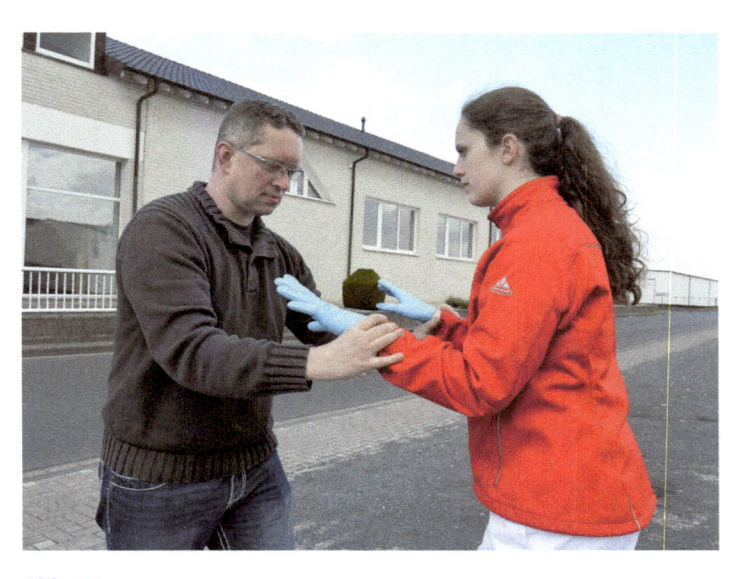

Abb. 34a

Sich von den Armen des Angreifers wegdrücken und einen Schritt zurück und in die Sicherheitsstellung oder fliehen.

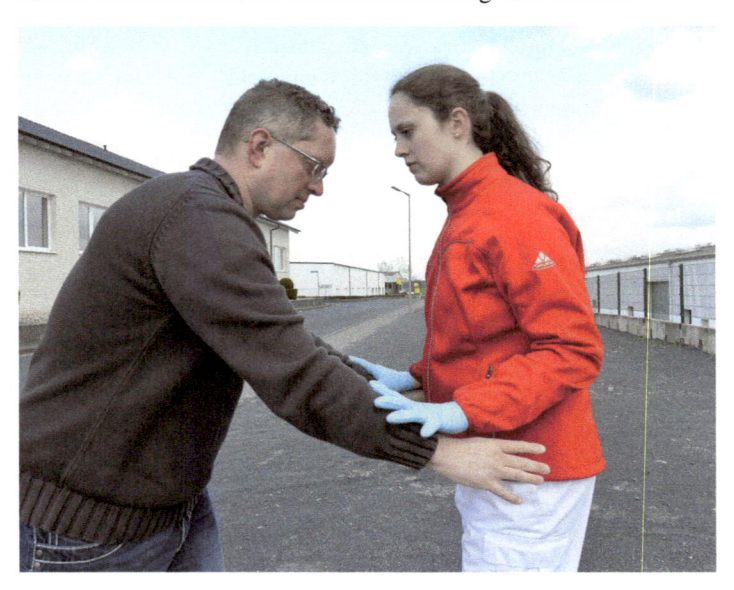

Abb. 34b

4.14 An den Haaren ziehen

Dieser Angriff mag harmlos wirken. Haare ziehen ist zum einen aber extrem schmerzhaft und kann zu Panikreaktionen und Handlungsunfähigkeit führen. Zum anderen kann ein Angreifer sein Opfer an den Haaren blitzschnell zu Boden reißen, wo es anschließend zu lebensbedrohlichen Tritten zum Kopf kommen kann.

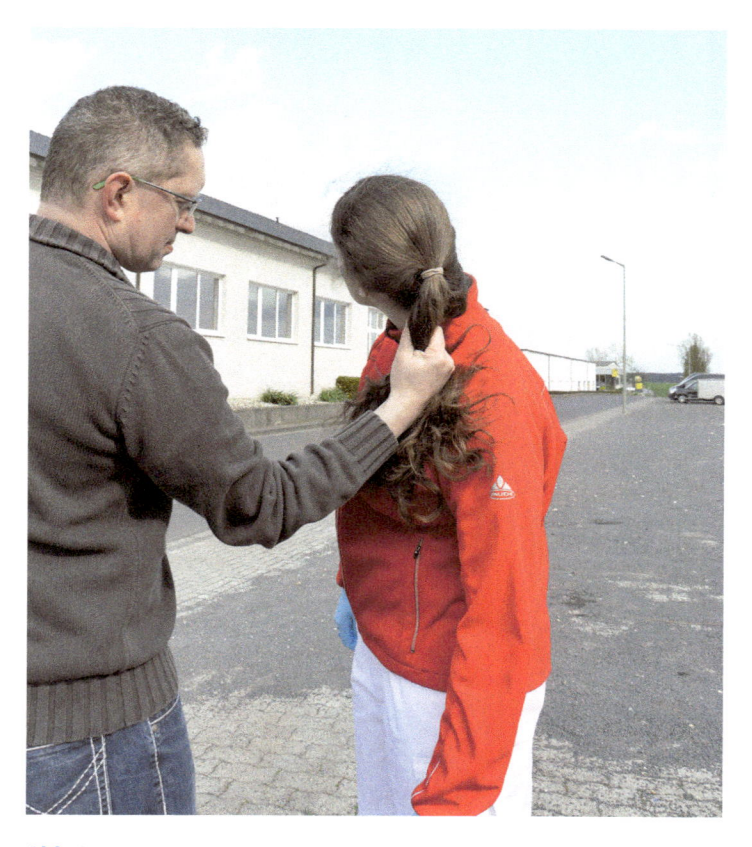

Abb. 35

Lassen Sie deshalb niemals zu, dass ein Fremder in Richtung Ihres Kopfes greift. Berührungen an Kopf und Gesicht sind sehr intim und sollten ohnehin vertrauten Personen vorbehalten bleiben. Die folgende Abwehrtechnik gegen das Haare ziehen kann genauso gegen einen Würgegriff mit einer Hand angewendet werden:

mit dem gegenüberliegenden Arm die Hand auf die greifende Hand des Angreifers drücken, um Ziehen zu stoppen; eigene Ellenbogenspitze in den Muskelansatz am Oberarm des Angreifers pressen;

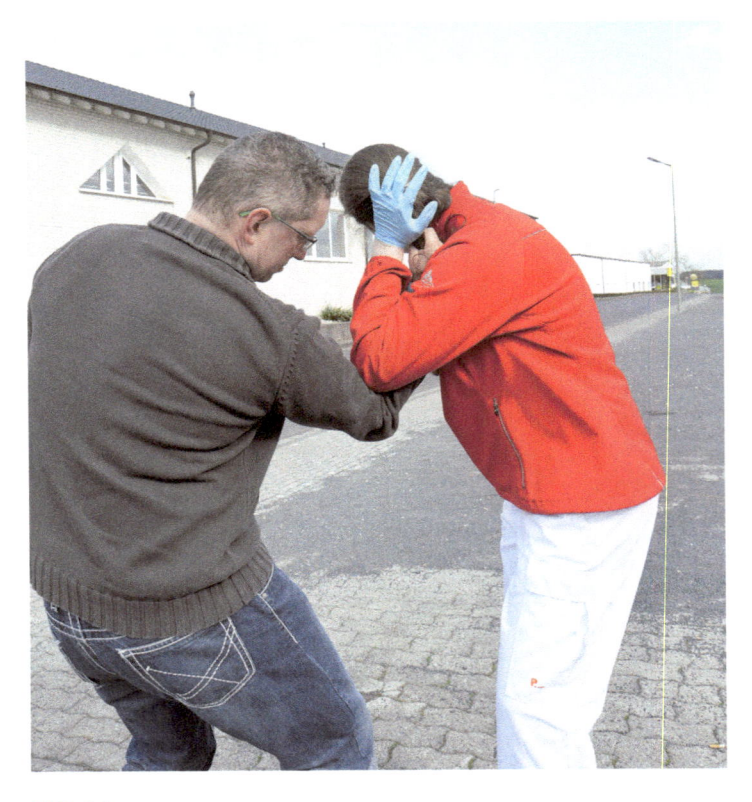

Abb. 36a

mit der freien Hand das eigene Ellenbogengelenk fassen und Arm in Richtung eigenem Bauchnabel ziehen.

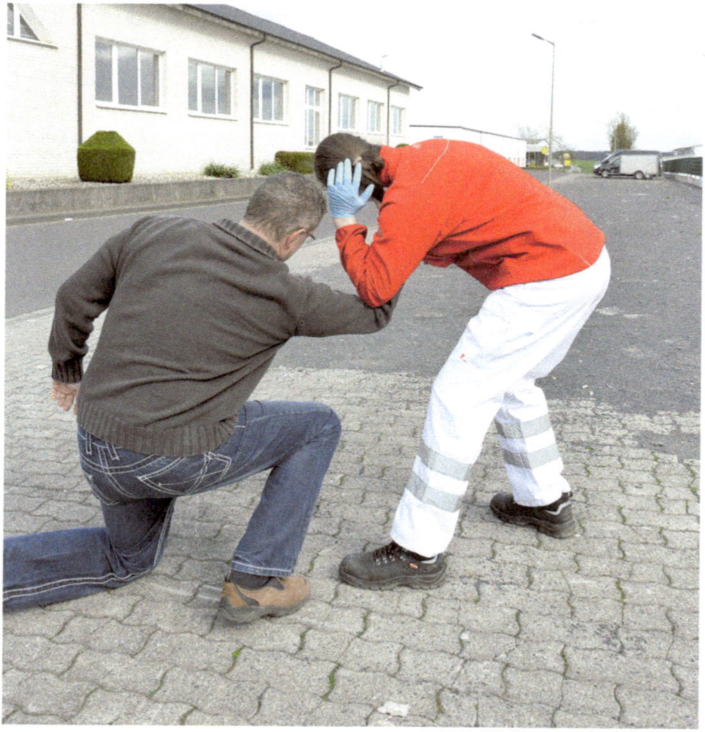

4.14 An den Haaren ziehen

Abb. 36b

4.15 An den Haaren ziehen mit Kniestoß zum Kopf

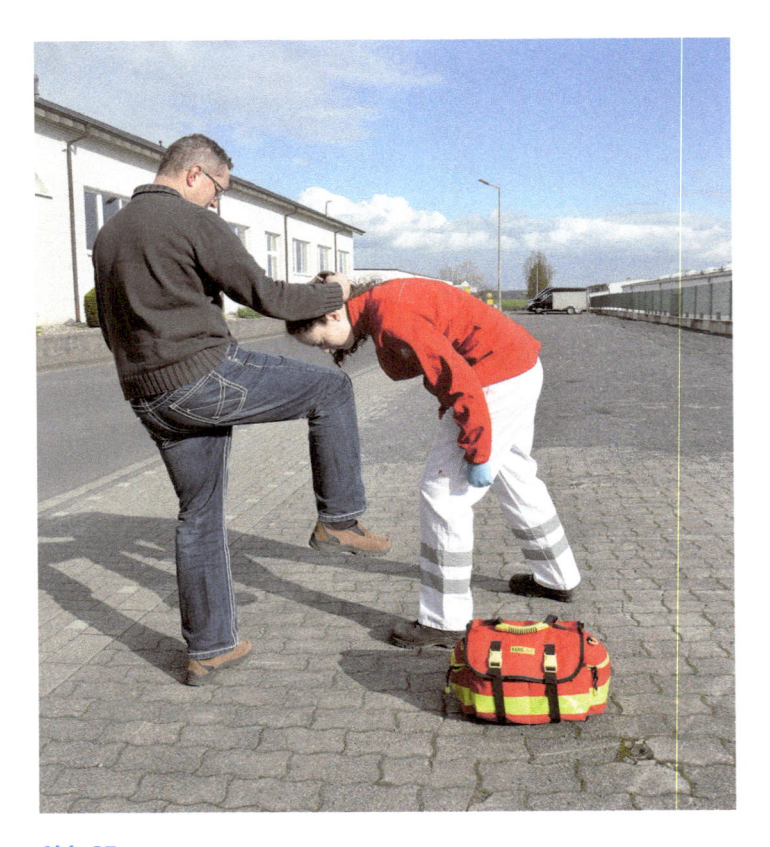

Abb. 37

Die Unterarme vor dem Kopf überkreuzen und den Tritt zum Kopf verhindern;

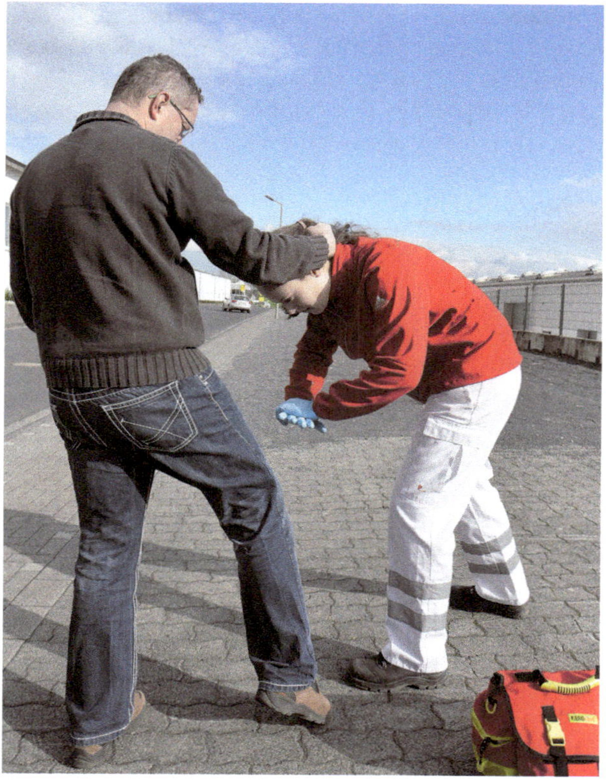

4.15 An den Haaren ziehen mit Kniestoß zum Kopf

Abb. 38

danach ein Versuch sich zu befreien. Dazu mit dem gegenüberliegenden Arm die Hand auf die greifende Hand des Angreifers drücken, um Ziehen zu stoppen; eigene Ellenbogenspitze in den Muskelansatz am Oberarm des Angreifers pressen;

Mit der freien Hand das eigene Ellenbogengelenk fassen und Arm in Richtung eigenem Bauchnabel ziehen oder ein Schlag mit der Faust in die Genitalien.

Wenn Sie durch den Zug an den Haaren auf ihre Knie gezwungen wurden, sichern sie mit einer Hand das Knie des Angreifers, mit der anderen Hand greifen Sie in die Innenseite des Oberschenkels, fest zupacken, kneifen und drehen ein Schlag mit der Faust in die Genitalien.

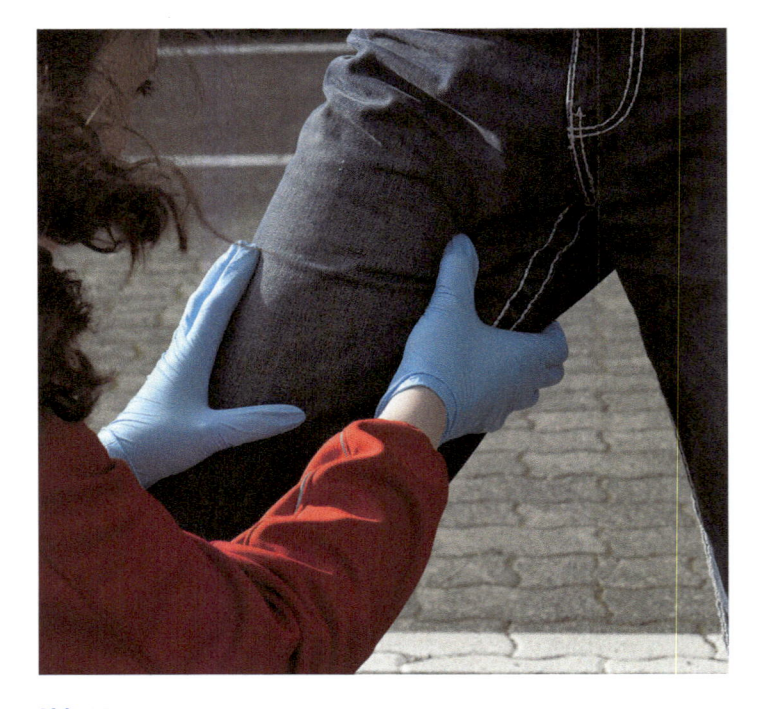

Abb. 39

Anschließend aufstehen, einen Schritt zurück und in die Sicherheitsstellung oder fliehen.

4.16 Würgen mit zwei Händen

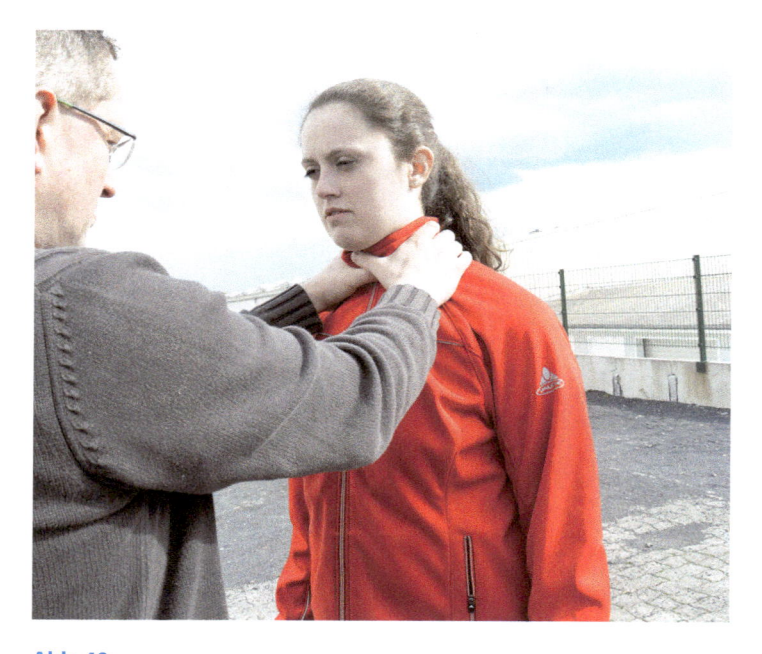

Abb. 40

Mit beiden Händen fest die Handgelenke des Angreifers fassen.

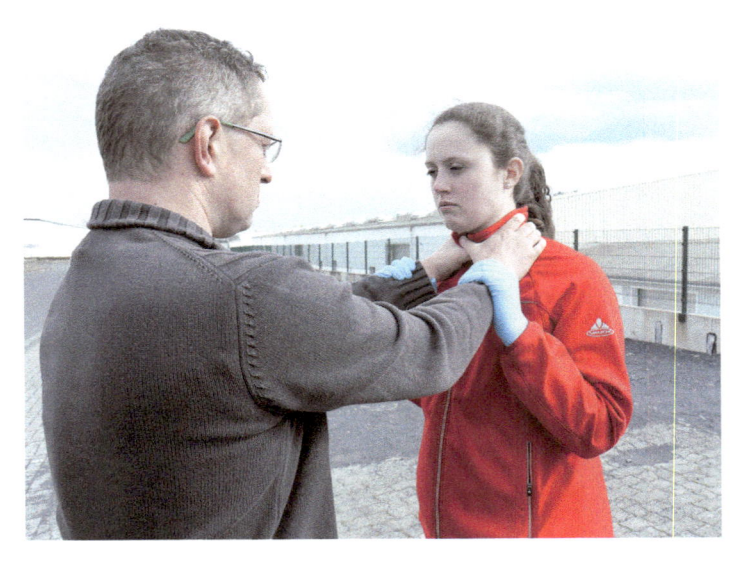

Abb. 41

Die Handgelenke des Angreifers festhalten, einen Schritt nach hinten gehen und sich vom Angreifer wegdrücken, die Hände loslassen und sofort in die Sicherheitsstellung oder fliehen.

4.16 Würgen mit zwei Händen

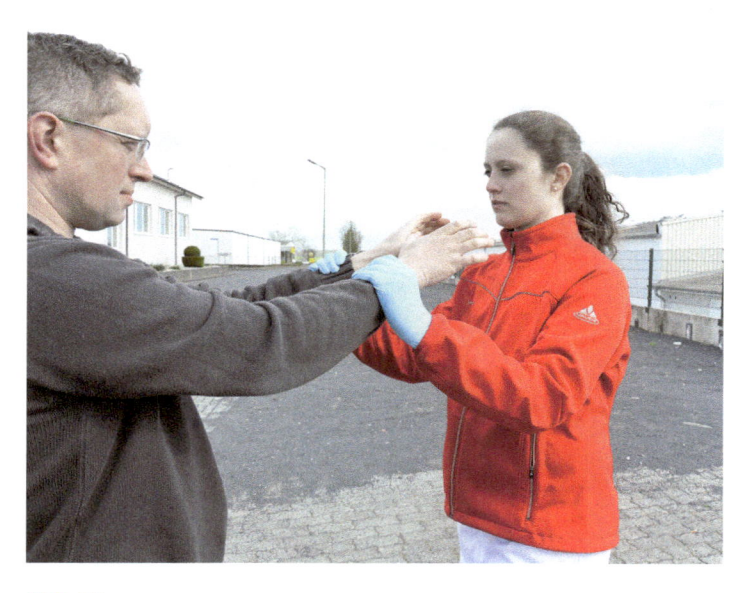

Abb. 42

Falls die oben beschriebene Vorgehensweise nicht funktioniert: eine Hand am Handgelenk des Angreifers lassen, den anderen Arm ganz nach oben ausstrecken, dann eine Vierteldrehung in Richtung des angewinkelten Armes. Nachdem der Hals von den Händen befreit wurde, Sicherheitsstellung oder sofortiger Rückzug.

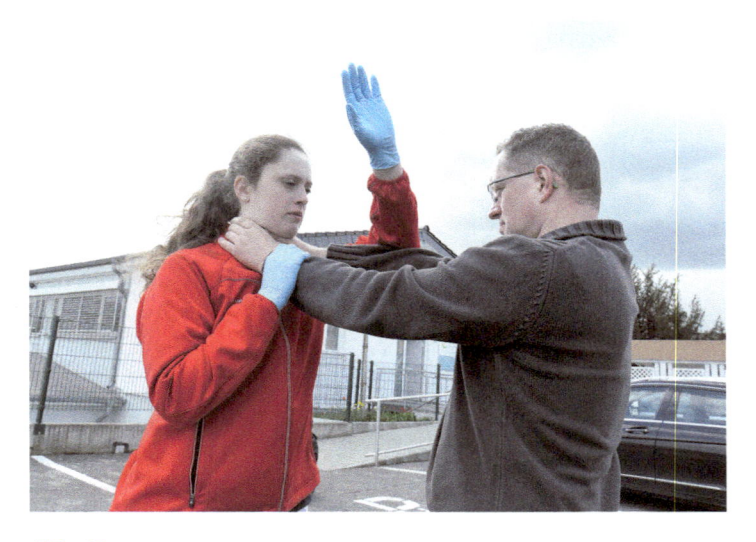

Abb. 43

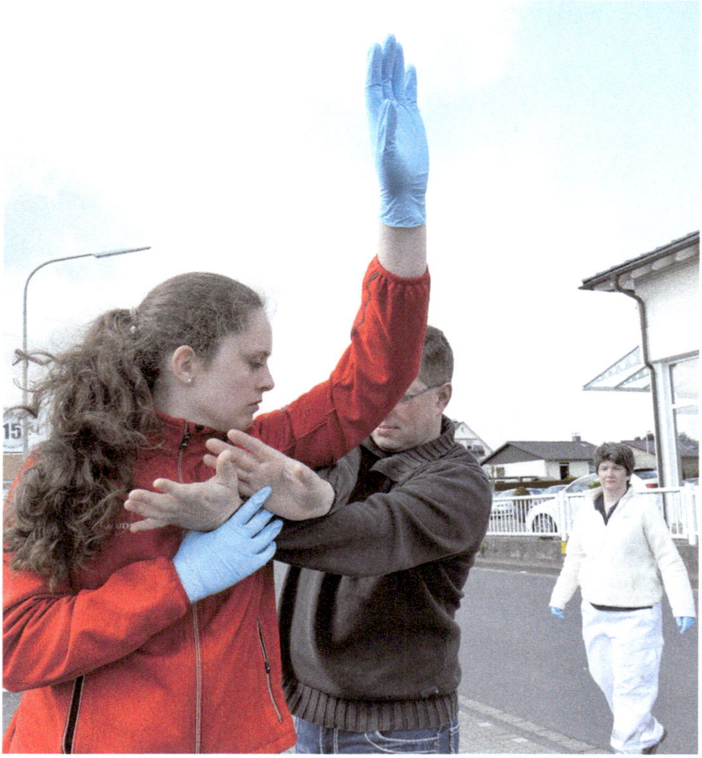

4.16 Würgen mit zwei Händen

Abb. 44

4.17 Nothilfe

Wenn ein Kollege oder Patient durch einen tätlichen Angriff in Lebensgefahr ist, ist ein hartes körperliches Eingreifen erforderlich. Dieses wird rechtlich als eine spezielle Form der Notwehr bewertet, nämlich als Notwehrhandlung zugunsten eines Dritten. Somit gelten für die Nothilfe die gleichen Rechte und Einschränkungen wie für eine direkte Notwehrhandlung durch den Angegriffenen selbst.

Es bleibt eine individuelle Entscheidung, ob man sich zutraut, einen zu allem entschlossenen oder geistig extrem verwirrten Angreifer wirkungsvoll auszuschalten. In jedem Fall sollte im Rahmen der eigenen Fähigkeiten geholfen werden, also zumindest Hilfe geholt, die Polizei alarmiert werden, etc.

Wichtig: Sie haben nur einen Versuch! Wenn die Intervention nicht effektiv genug ist, wird sich der Angreifer eventuell gegen den Helfer richten.

Im Ernstfall bietet sich ein heftiger Schlag gegen die Nase oder ein Tritt in die Genitalien an, um den Angriff wirkungsvoll zu beenden, ohne dem Angreifer unnötigen oder bleibenden Schaden zuzufügen.

HINWEIS: Ich möchte Sie ausdrücklich ermuntern, die in diesem Buch vorgestellten Selbstverteidigungstechniken mithilfe der Bilder und einem Partner, dem Sie vertrauen regelmäßig zu wiederholen und zu üben. Obwohl ich sehr darauf geachtet habe, möglichst leicht erlernbare und auszuführende Techniken auszuwählen, werden diese dennoch im Ernstfall nur dann funktionieren, wenn sie durch regelmäßige Übung sicher beherrscht werden.

Einsatztaktik 5

Inhaltsverzeichnis

5.1 Allgemeines Ablaufschema 101
5.2 Gefahren einstufen und kommunizieren: Ampelsystem 102
5.3 Situation: Patient sitzt auf einer Bank..................... 105
5.4 Patient springt auf und versucht anzugreifen 108
5.5 Situation: Patient liegt auf einer Bank/auf dem Boden......... 110
5.6 Sichere Annäherung an eine Haus- oder Wohnungstür......... 113
5.7 Situation: Rettungsdienst oder Patient wird von mehreren Personen bedroht...................................... 115
5.8 L-Stellung.. 116
5.9 Sicherer Rückzug 117
5.10 Sicherheit beim Transport im Rettungswagen 118
5.11 Spezielle Einsatzsituationen 119
    5.11.1 Umgang mit Patienten mit speziellen Bedürfnissen.... 119
    5.11.2 Häusliche Gewalt 120
    5.11.3 Einsatz in Flüchtlingsunterkünften................. 120

5.1 Allgemeines Ablaufschema

Dieses Schema ist auf die meisten Einsatzsituationen übertragbar. Gleichgültig, in welcher Lage sich der Patient befindet, sollte diese Vorgehensweise befolgt werden.

Ebenso ist das Schema auf Situationen übertragbar, in denen nicht der Patient, sondern Angehörige, Passanten oder andere unbeteiligte Personen anwesend und potenziell aggressiv sind.

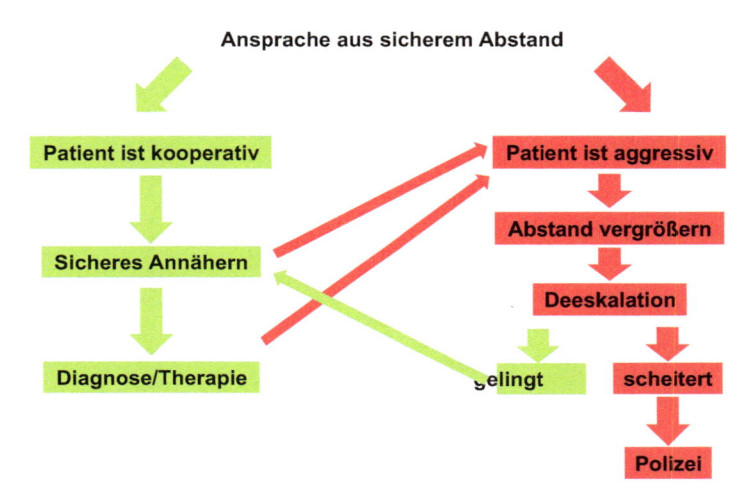

Ansprache aus sicherem Abstand

- Patient ist kooperativ → Sicheres Annähern → Diagnose/Therapie
- Patient ist aggressiv → Abstand vergrößern → Deeskalation → gelingt / scheitert → Polizei

Abb. 45. Allgemeines Ablaufschema

5.2 Gefahren einstufen und kommunizieren: Ampelsystem

Das Ampelsystem ist eine Hilfestellung für die eindeutige Situationseinstufung und vor allem für die Kommunikation innerhalb des Teams.

Man unterscheidet drei verschiedene Risikostufen bei einer Einsatzsituation:

5.2 Gefahren einstufen und kommunizieren: Ampelsystem

Grün: eindeutig ungefährliche Situation

Beispiel: ältere Dame mit Schmerzen in der Brust, alleine in ihrer Wohnung;
→ Routineablauf, medizinische Versorgung des Patienten.

Gelb: unklare Situation; mögliche Eskalation; aber keine direkte Aggression;

Beispiel: Verletzte Frau, aufgebrachter Ehemann;
→ Aufgabenteilung: medizinische Versorgung des Patienten, gleichzeitig Beobachtung des Umfeldes (nicht alle Teammitglieder sollten sich voll auf den Patienten konzentrieren!).

Rot: offensichtliche, erhebliche Gefahr, d. h. körperliche Bedrohung oder Angriff;

→ Sofortiger Rückzug! Keine Diskussion! Keine Deeskalationsversuche!

Wenn Uneinigkeit bei der Einstufung des Risikopotenzials besteht, sollten im Zweifelsfalle für alle die Verhaltensregeln für die höhere Gefahrenstufe gelten.

Die Gefahreinstufung sollte zu Beginn jedes Einsatzes erfolgen und zur Routine werden.

Das Ergebnis der Lageeinschätzung sollte sofort im Team kommuniziert werden. Dazu sollten kurze, prägnante und unmissverständliche Begriffe verwendet werden, z. B. die Ampelfarben. Ein internes Codewort ist insbesondere für „Polizei anfordern" sinnvoll, da das Wort „Polizei" nicht uneingeschränkt positiv verknüpft ist und weitere Aggressionen hervorrufen könnte.

Wenn eine Waffe, gleich welcher Art, gesichtet wird, sofort laut und deutlich „Waffe!" rufen und sofortiger Rückzug!

Klare Kommunikation kann lebensrettend sein!

5.3 Situation: Patient sitzt auf einer Bank

Grundlegende Absprache: Der Kollege mit Rucksack übernimmt die Kommunikation, der andere sichert in der L-Stellung den Kollegen (L-Stellung siehe Abschn. 5.8).

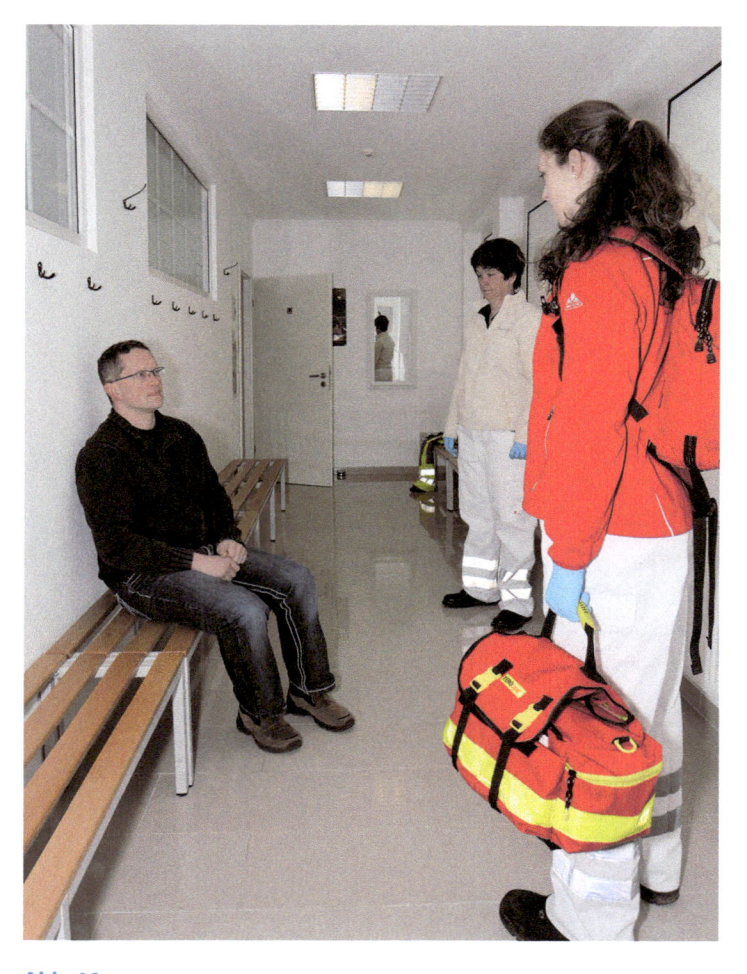

Abb. 46

Sicheres Setzen: Das eigene Knie sichert das Bein des Patienten gegen Tritte; eine Hand auf Schulter des Patienten, die andere Hand auf den Unterarm des Patienten legen.

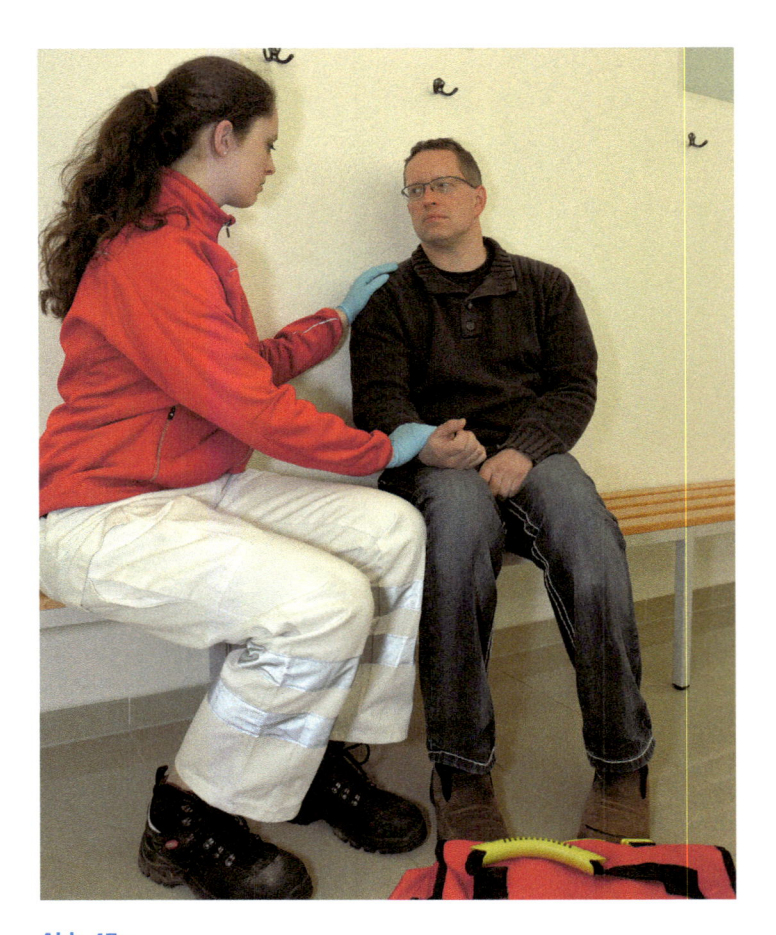

Abb. 47a

5.3 Situation: Patient sitzt auf einer Bank

Der sichernde Kollege steht im toten Winkel und beobachtet den Patienten aufmerksam (sogenannte L-Stellung); darauf achten, dass Taschen, etc. nicht den eigenen Fluchtweg blockieren.

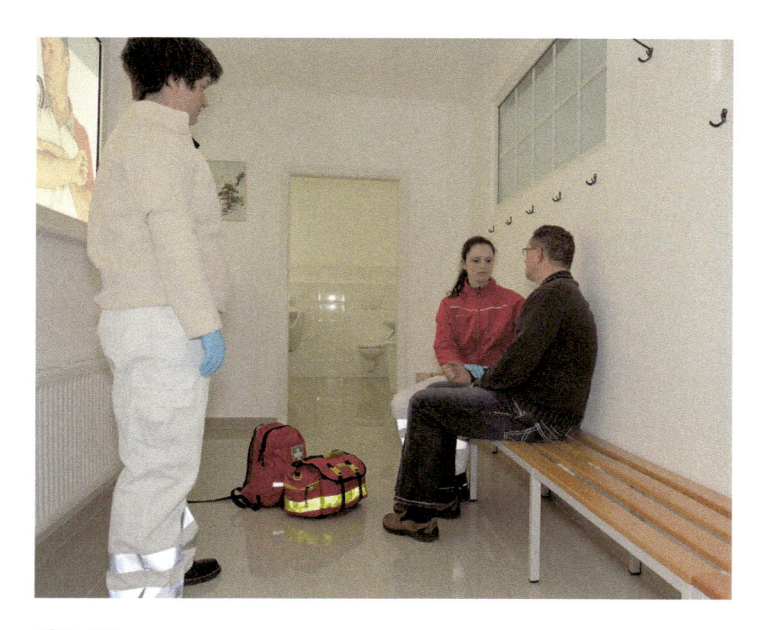

Abb. 47b

5.4 Patient springt auf und versucht anzugreifen

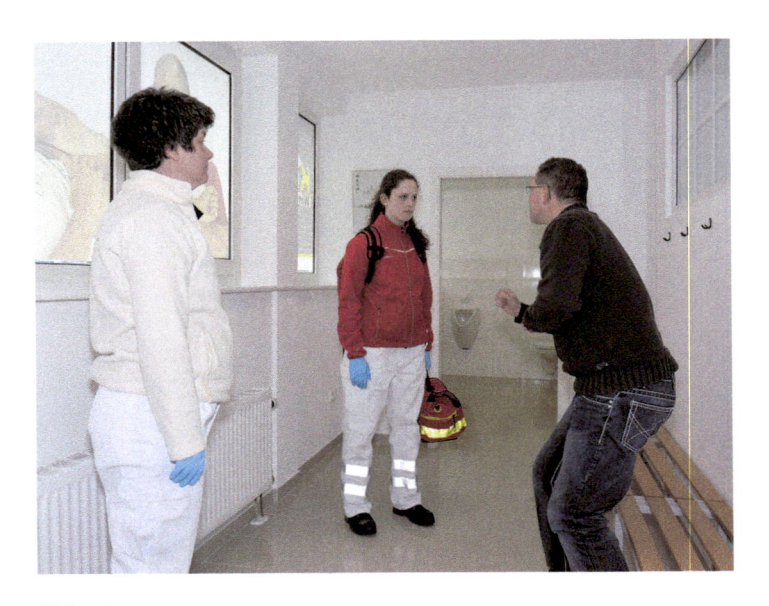

Abb. 48

5.4 Patient springt auf und versucht anzugreifen

Der sichernde Kollege führt einen überraschenden Stoß seitlich gegen die Schulter des Patienten aus, danach erfolgt der gemeinsame Rückzug.!

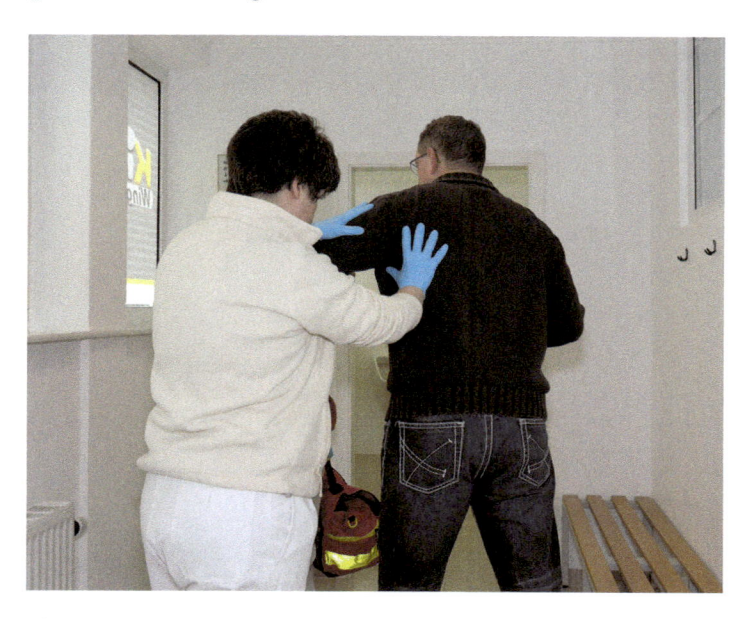

Abb. 49

5.5 Situation: Patient liegt auf einer Bank/ auf dem Boden

Grundlegende Absprache: Der Kollege mit Rucksack übernimmt die Kommunikation, der andere sichert den Kollegen.

Sichere Annäherung und Ansprache von der Kopfseite des Patienten → Angriff durch Schlagen unmöglich.

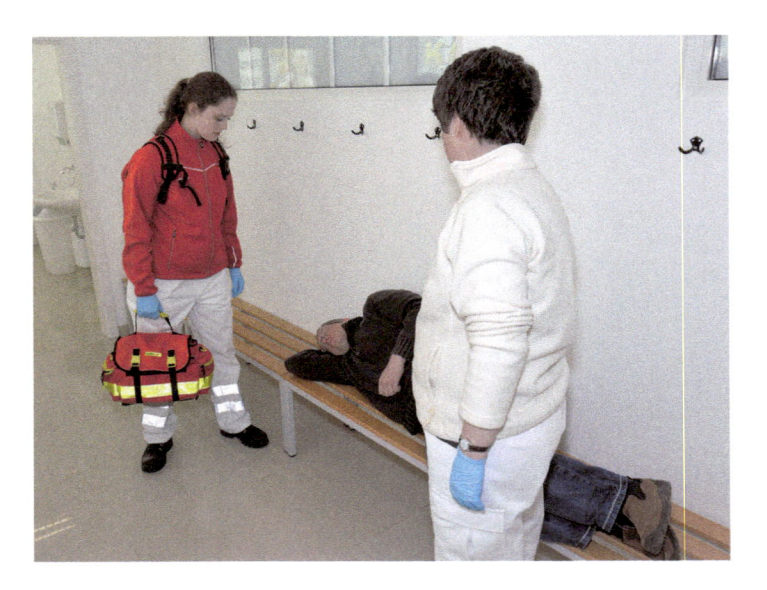

Abb. 50

Der sichernde Kollege stellt sich vor die Beine des Patienten, um Tritte zu verhindern. Wie bei der Kontaktaufnahme beim sitzenden Patienten sollten Sie auf die Kontrolle von nahem Arm und Bein achten.

Patient sitzt auf dem Boden;
Zunächst erfolgt eine Ansprache aus sicherem Abstand.

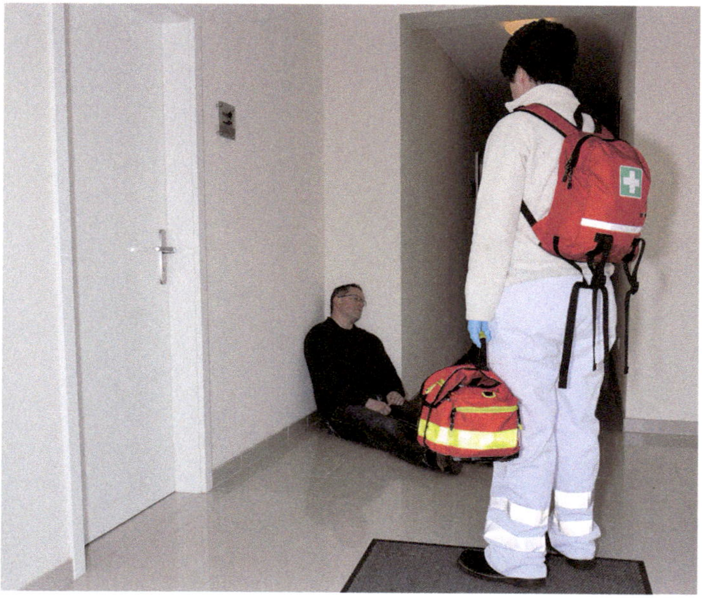

5.5 Situation: Patient liegt auf einer Bank/auf dem Boden

Abb. 51

Bei Annäherung an den Patienten, mit einer Hand die Schulter, mit der anderen Hand das Handgelenk des Patienten kontrollieren.

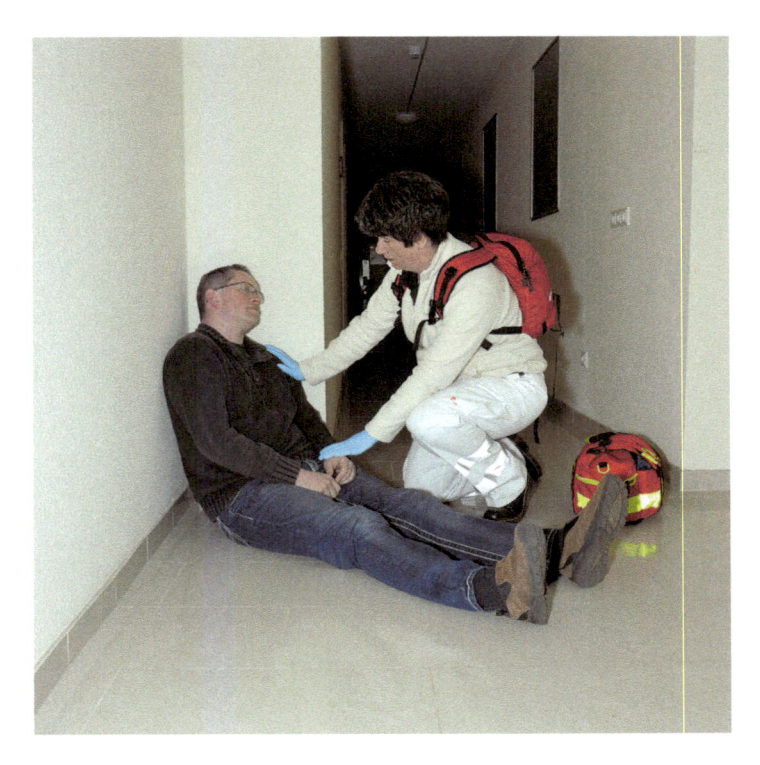

Abb. 52

Ein Knie kontrolliert das nahe Knie des Patienten. Angriffsbewegungen können so sehr frühzeitig wahrgenommen werden. Darauf achten das der eigene Fluchtweg nicht von einem Rucksack, etc. blockiert ist!

5.6 Sichere Annäherung an eine Haus- oder Wohnungstür

Bei unklaren Lagen wie häuslicher Gewalt, Person hinter Tür, etc. sollte nicht, beim Klopfen oder Klingeln, frontal und mittig vor der Tür gestanden werden, dazu sollte man sich mehrfach laut und deutlich als Rettungsdienst/Feuerwehr zu erkennen geben.

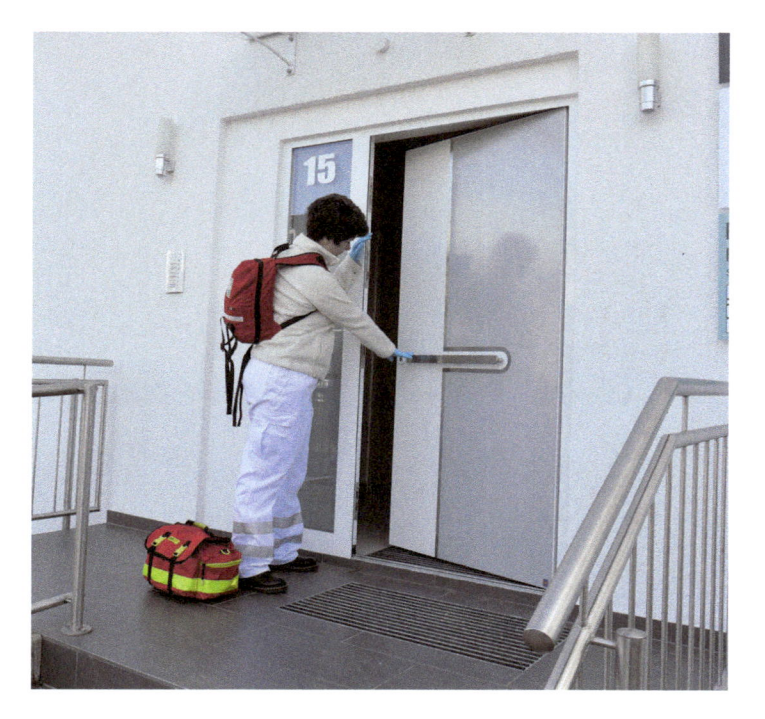

Abb. 53

Hierbei sollte man auf Überraschungen gefasst sein, auf Rückzugsbereitschaft sollte stets geachtet werden.

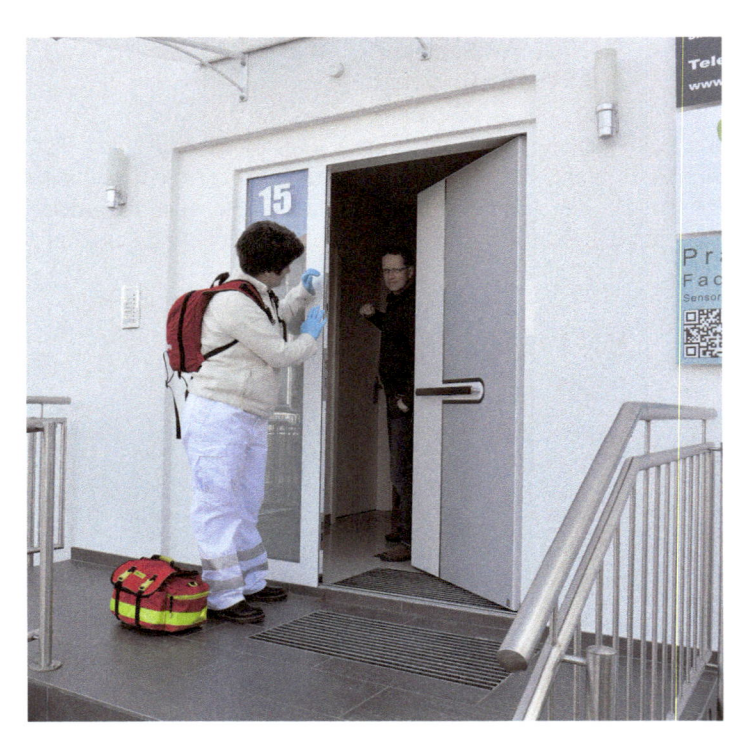

Abb. 54

5.7 Situation: Rettungsdienst oder Patient wird von mehreren Personen bedroht

Wenn es gefahrlos möglich ist, sollte versucht werden den Patienten aus der Gefahrenzone zu retten.

Zur Unterstützung könnte Hilfe bei kooperativen Personen gesucht werden, z. B. Passanten oder Security Personal.

In dem Fall dass keine Rettung des Patienten möglich ist, erfolgt der Rückzug ohne Patient, spätestens dann sollte die Polizei alarmiert werden!

Ein sicherer Rückzugsort könnte z. B. der RTW sein, falls der RTW in Reichweite ist.

Bei einem Rückzug in den RTW, darf man nicht vergessen die Türen zu verriegeln.

Muss sich gegen einen Angreifer oder eine Gruppe verteidigt werden, könnte man einen Feuerlöscher als Behelfswaffe zur Verteidigung nutzen, nicht um damit zu schlagen, sondern um die Angreifer mittels des Pulverausstoßes abzulenken, um dann zu fliehen.

Um aggressive Personen vom Patient zu verdrängen, könnte es eine Möglichkeit sein, das Blaulicht mit Martinhorn und das Fernlicht einzuschalten.

5.8 L-Stellung

Als L-Stellung bezeichnet man eine spezielle Position des Teams im Raum zueinander, wobei der Angesprochene (z. B. ein Patient) auf der Position steht, an der sich die beiden Linien des L`s treffen. Aus der Vogelperspektive gesehen, steht hierbei der Sichernde am Ende der senkrechten Linie und der Sprechende am Ende der horizontalen Linie.

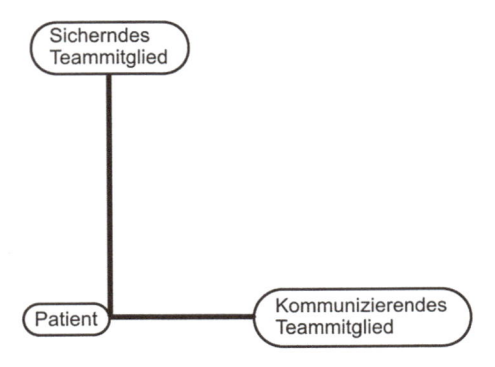

Abb. 55. L-Stellung

5.9 Sicherer Rückzug

Wenn sich das Team für den Rückzug entschieden hat, sollte man wie auf der Abbildung zu sehen, Schulter an Schulter gehen, einer blickt in Laufrichtung, der andere nach hinten, um mögliche Verfolger zu beobachten. Diese Art der Flucht hat den Vorteil, dass sich einer auf den Fluchtweg konzentrieren kann und der andere den Angreifer im Blick hat.

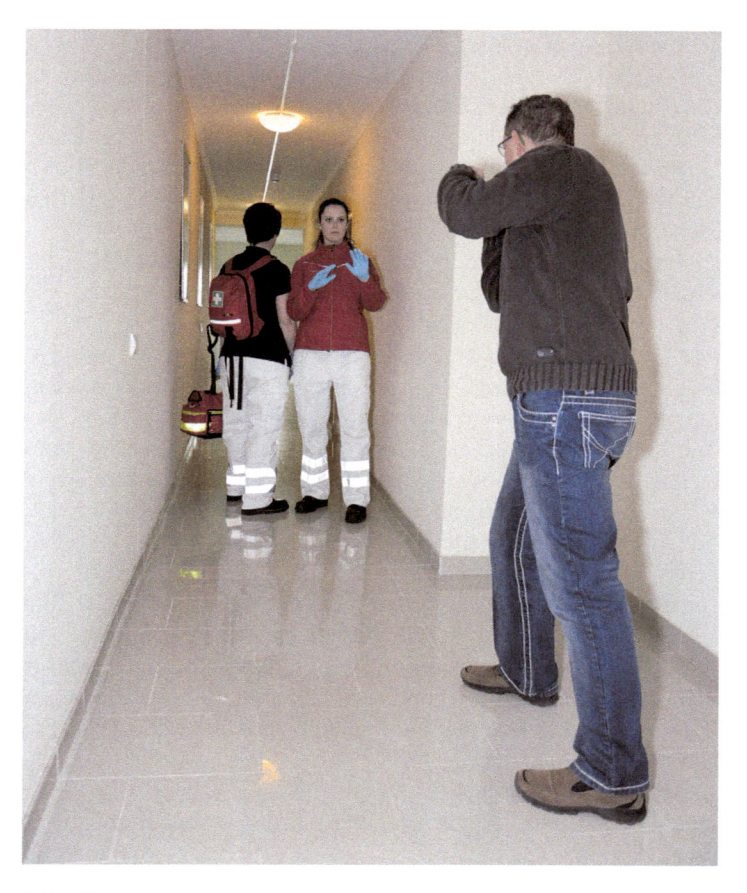

Abb. 56

5.10 Sicherheit beim Transport im Rettungswagen

Als Grundregel gilt: Der Patient gehört auf die Trage, nicht auf einen Begleitsitz! Dies dient der eigenen Sicherheit und der des Patienten und verschafft Ihnen im Falle eines Angriffs einen entscheidenden Zeitvorteil.

Überprüfen Sie, wie Sie das vorhandene Sicherheitsgurtsystem der Trage nutzen können, um den Patienten in Rücken- oder vorzugsweise in Seitenlage schonend zu fixieren.

Diese Maßnahme soll und darf nicht als Freiheitsberaubung empfunden werden. Beim bewusstlosen Patienten stellt dies ohnehin keine Schwierigkeit dar und ist medizinisch indiziert. Beim wachen Patienten sollte sachlich und freundlich erklärt werden, dass eine Sicherung durch Anschnallen seiner eigenen Sicherheit beim Transport dient.

Testen Sie verschiedene Lagerungs- und Fixierungsmöglichkeiten in dem Rettungswagen, mit dem Sie täglich unterwegs sind, denn es gibt viele verschiedene Gurtsysteme.

Machen Sie sich außerdem mit Ausweich- und Fluchtmöglichkeiten vertraut. Sollte ein Patient trotz aller Vorsicht unerwartet aggressiv werden und versuchen, Sie während des Transportes anzugreifen, sollten Sie einen Notfallplan im Kopf haben, der eine schnelle und eindeutige Verständigung mit dem Kollegen am Steuer und eine Evakuierungsstrategie enthält. Sitzen Sie möglichst auf dem Begleitsitz mit dem Rücken zur Fahrtrichtung. Werden Sie angegriffen, werfen Sie dem Aggressor den ersten greifbaren Gegenstand entgegen, ziehen Sie Ihre Beine in Hockstellung an und halten Sie den Angreifer so mit Ihren Füßen von sich fern. Wenn Sie dem Fahrer signalisieren können, dass er eine plötzliche Bremsung einleiten soll, können Sie in dieser Haltung auch verhindern, dass der Patient auf Sie stürzt.

Machen Sie sich mit den räumlichen Verhältnissen im RTW unter Risikoaspekten genauso vertraut, wie mit der medizinischen Ausrüstung.

5.11 Spezielle Einsatzsituationen

5.11.1 Umgang mit Patienten mit speziellen Bedürfnissen

Hypersensibilität kann zu Reizüberflutung führen, die gewalttätige Abwehrreaktion zur Folge haben kann (laute Geräusche, Sondersignale, zu geringe Körperdistanz, mehrere Personen reden auf den Patienten ein, etc.). Achten Sie insbesondere bei Patienten mit psychischen Erkrankungen und/oder bei Intoxikation mit Rauschmitteln auf die Vorzeichen einer Eskalation (Mimik, Gestik).

Nehmen Sie Frust-, Wut- und Angstgefühle (auch irrationale) ernst. Versuchen Sie, den Patienten zu beruhigen und zeigen Sie Verständnis. Zweifeln Sie seine Aussagen nicht an, nicht diskutieren!

Patienten nicht unterschätzen und immer beobachten (Hände!). Die Handlungsfähigkeit ist oft nicht so eingeschränkt, wie erwartet. Verminderte Schmerzempfindung und „übernatürliche Kräfte" können psychisch kranke und mit bestimmten Drogen intoxikierte Menschen zu extrem gefährlichen Angreifern machen.

Wenn möglich, entfernen Sie aggressionsauslösende Reize (auch Personen). Ein Orts- bzw. Raumwechsel kann die Situation entschärfen. Entfernen Sie, soweit möglich, gefährliche Gegenstände aus der Reichweite des Patienten. Begibt sich der Patient in einen anderen Raum, rechnen Sie damit, dass er sich „bewaffnen" könnte. Deswegen immer aufmerksam beobachten, was geschieht.

Halten Sie Fluchtwege frei, auch für den Patienten.

Sprechen Sie Symptome an, die am ehesten Behandlungsbereitschaft erwarten lassen, z. B. Stress, Erschöpfung, Schlaflosigkeit, Angst, Überforderung.

Sind Zwangsmaßnahmen notwendig, dann sollten diese freundlich, aber unbeirrbar angekündigt und auch konsequent durchgeführt werden. Fixierungsversuche sollten nur durch entsprechend geschultes Personal erfolgen.

Bei akuten Gewaltausbrüchen gilt: Rückzug!

5.11.2 Häusliche Gewalt

Rechnen Sie immer mit der (versteckten) Anwesenheit des Täters, auch wenn die Lage friedlich erscheint.

Warten Sie, wann immer möglich, auf die Polizei, bevor Sie Wohnung oder Haus des Opfers betreten.

Wenn Sie nicht warten können: Bringen Sie verletzte, kooperative Personen so schnell wie möglich aus dem Haus oder der Wohnung zum Rettungswagen und verriegeln Sie die Türen.

Grundsätzlich gilt bei Einsätzen im Zusammenhang mit häuslicher Gewalt und allen anderen mutmaßlichen Gewaltverbrechen: Verschaffen Sie sich eine räumliche Orientierung, achten Sie auf mögliche Fluchtwege und Rückzugsmöglichkeiten. Fluchtwege freihalten!

Trennen Sie das Team nicht! Niemals einen Kollegen alleine am Einsatzort lassen. Wenn nötig, gehen Sie gemeinsam zum Fahrzeug.

Wenn mehrere Personen an einer Streitigkeit beteiligt und verletzt sind, ist der Einsatz mehrerer Rettungswagenbesatzungen erforderlich. Die Polizei wird Konfliktparteien räumlich trennen.

5.11.3 Einsatz in Flüchtlingsunterkünften

In den meisten Fällen ist ein gemischtes Team ideal, d. h. Mann und Frau.

Bei größeren Einrichtungen kontaktieren Sie möglichst frühzeitig die Leitung. Fordern Sie einen männlichen Dolmetscher/Betreuer an (Ausnahme: bei gynäkologischen Notfällen eine Frau). Die Einrichtungsleitung sollte die Ankunft des Rettungswagens ankündigen und den Rettungsdienst in die Unterbringung begleiten.

Wenn keine unmittelbare Lebensgefahr oder sofortige Transportindikation besteht, bringen Sie den Patienten in einen abgetrennten Raum, möglichst in die Sanitätsstation.

5.11 Spezielle Einsatzsituationen

Dominant auftreten: Achten Sie auf eine aufrechte Haltung und laute Stimme (aber nicht schreien), halten Sie Blickkontakt. Fordern Sie Umstehende energisch auf, zurückzutreten.

Suchen Sie in unübersichtlichen Situationen, wenn viele Personen auf Sie einreden, die Ältesten als Ansprechpartner. Diese sind meistens Autoritätspersonen und können andere Anwesende beruhigen. Die Intonation der arabischen Sprache kann sich für das westliche Ohr aggressiv anhören, obwohl die Worte etwas anderes ausdrücken.

Verwenden Sie, wenn verfügbar, Zeigewörterbücher oder andere Kommunikationshilfen.

Patient mit Hund 6

Inhaltsverzeichnis

6.1	Vorsichtiges Vorgehen bei der Annäherung an einen Patienten mit Hund...	124
6.2	Aggressionsformen beim Hund	129
6.3	Wenn der Hund springt oder angreift	131
6.4	Wenn Sie durch Anspringen oder einen Angriff zu Boden gegangen sind...	132

Ein Einsatz, in dem ein Hund an der Einsatzstelle anwesend ist, birgt verschiedene Gefahrenpotenziale.

Der Hund könnte sein krankes Frauchen/Herrchen gegen die ihm fremden Menschen verteidigen.

Der Grund dafür kann sein, dass der Patient gestresst ist, z. B. durch Schmerzen oder Sorgen über seine Gesundheit. Diese Stimmung kann sich auf den Hund übertragen und dieser reagiert abwehrend mit Knurren, Bellen, Zähne fletschen oder im Extremfall mit Beißen.

Auch Besorgnis des Patienten um den Hund kann diesen Stress auslösen.

Schlimmstenfalls wird der Hund als Waffe missbraucht.

Was in diesen Fällen passieren kann ist Folgendes:
Der Hund greift aus Stress oder Angst, evtl. auf Kommando an. Wird der Hund daraufhin geschlagen, getreten oder angebrüllt

© Springer-Verlag GmbH Deutschland, ein Teil von Springer Nature 2019
A. Habitz, *Gewalt im Rettungsdienst*,
https://doi.org/10.1007/978-3-662-59152-9_6

oder der Hund läuft weg, ist zudem mit unkooperativen bis aggressivem Verhalten des Halters zu rechnen.

Einen Sonderfall stellen Diensthunde dar. Diese Hunde können nicht ohne Unterstützung des Halters oder von Fachleuten sicher beherrscht werden.

In diesem Fall sollte sofort ein anderer Hundeführer angefordert werden, der den Hund vom Patienten entfernt. Die einzige Alternative wäre, die Polizei und/oder die Feuerwehr anzufordern.

Um die oben erwähnten Gefahren zu minimieren, werden die folgenden Verhaltensregeln empfohlen.

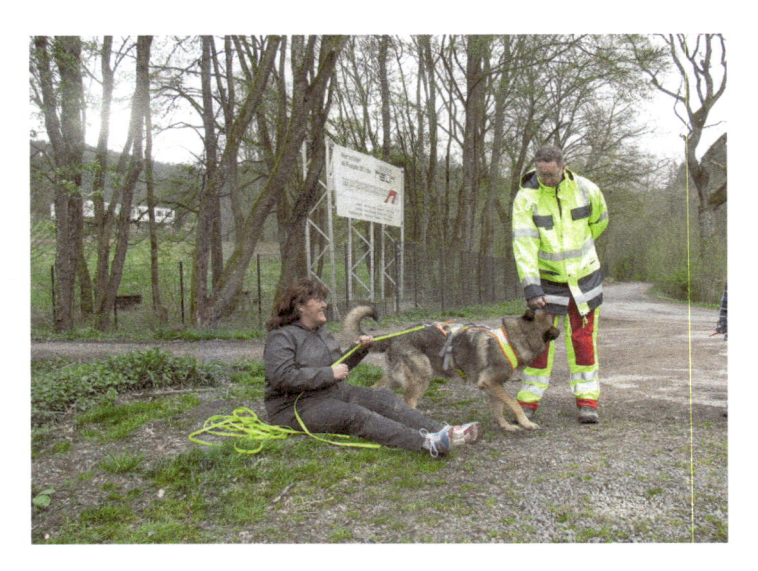

6.1 Vorsichtiges Vorgehen bei der Annäherung an einen Patienten mit Hund

Der Hund sollte nicht unnötig verängstigt oder provoziert werden. Dazu gehört, die Sondersignale frühzeitig auszuschalten, sich langsam anzunähern und die Körperfront vom Hund wegzudrehen.

Abb. 57. Vorsichtiges Vorgehen bei der Annäherung an einen Patienten mit Hund

Der Hund sollte bei der Annäherung nicht angestarrt werden.

Zunächst gilt es, die Stimmung des Hundes einzuschätzen. Ein freundlicher, entspannter Hund hat locker aufgerichtete Ohren, weiche Gesichtszüge, oft ein leicht geöffnetes Maul, weiche, ovale bis schmale Augen, eine aufrechte, entspannte Körperhaltung, die Rute ist weder steil nach oben gerichtet noch wird sie tief oder gar unter dem Körper getragen, eventuell wedelt der Hund – aber Achtung! Wedeln bedeutet nicht zwangsläufig, dass der Hund sich freut. Es gilt immer, die ganze Körpersprache zu beachten. Ein Beispiel für einen entspannten, freundlichen Hund sehen Sie in.

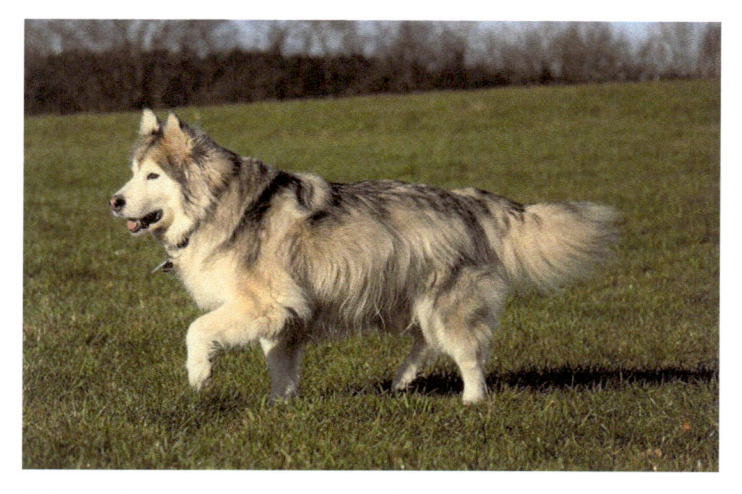

Abb. 58. Entspannter, ausgeglichener Hund

Ein ängstlicher Hund ist an eng nach hinten an den Kopf angelegten Ohren, geduckter, ausweichender Körperhaltung, großen, runden Augen, bei denen das Weiße zu sehen ist, runden Pupillen und einer unter dem Körper getragenen Rute zu erkennen. Ein aggressiver Hund hat aufgestellte, nach vorne gerichtete Ohren, er macht sich groß, trägt die Rute hoch aufgerichtet und hat einen harten, gespannten, fixierenden Blick mit großen Pupillen. Sein Fang ist angespannt und geschlossen, die

Lefzen sind gekräuselt bis hochgezogen, Sowohl bei ängstlichen als auch bei aggressiven Hunden ist große Vorsicht geboten.

Ist der Patient ansprechbar, bitten Sie ihn darum, den Hund festzuhalten bzw. anzuleinen und zu beruhigen. Falls möglich, sollte der Patient selbst den Hund in der Nähe anbinden oder in einen anderen Raum sperren.

Wenn ein Freund/Angehöriger in der Nähe ist, sollte dieser gebeten werden, den Hund zu sichern und zu betreuen.

Wenn weder der Patient noch andere Anwesende dafür sorgen können, dass der Hund angebunden oder in ein anderes Zimmer gebracht wird, müssen Sie versuchen, das Vertrauen des Tieres zu gewinnen: Dem Hund sollte erlaubt werden, selbst Kontakt aufzunehmen (z. B. an einer Hand zu schnüffeln). Dabei darauf achten, die Hand nicht nach dem Hund auszustrecken und keine Streichelversuche zu unternehmen.

Zu beachten ist auch, sich nicht nach vorne zu beugen, vor allem nicht über den Hund!

Mehrere Reaktionen des Hundes sind möglich.

Entweder der Hund nimmt keinen Kontakt auf, sondern bleibt vorsichtig auf Distanz. In diesem Fall sollte versucht werden, sich seitlich zum Hund hinzuhocken und abzuwarten, bis der Hund sich annähert.

Oder der Hund will bei Annäherung fliehen: dann den Besitzer bitten, die Leine locker zu lassen, um einen Rückzug zu ermöglichen. Hat der Hund sich zurückgezogen, kann man sich in die Nähe des Patienten seitlich zum Hund hinhocken und abwarten, bis der Hund Kontakt aufnimmt.

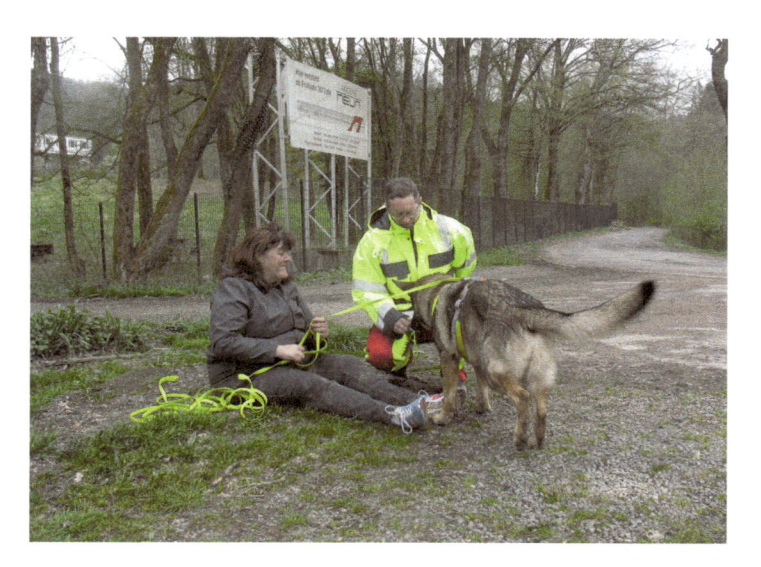

Abb. 59. Vorsichtige Kontaktaufnahme

Wenn der Hund sich beruhigt hat und vertrauensvoll Kontakt aufnimmt oder gleich von Anfang an freundlich und entspannt ist, heißt das nicht, dass er sich streicheln lässt! Am besten bittet man den Besitzer, die Leine deutlich und ruhig zu übergeben und geht dann zügig und ohne zu zögern mit dem Hund weg. Der Hund kann dann in Sichtweite angebunden oder in einem anderen Raum eingesperrt werden.

Ist der Hund nicht angeleint, sollte man nur bei einem ruhigen, nicht aggressiven Hund versuchen, ihn selbst zu sichern. Trägt der Hund ein Brustgeschirr, kann er daran angeleint werden, wobei wiederum darauf geachtet werden muss, sich nicht über den Hund zu beugen. Es kann hilfreich sein, dem Hund vorher die Leine zu zeigen und beruhigend mit ihm zu reden. Fassen Sie den Hund nicht ohne Vorwarnung an! Befestigen Sie die Leine nicht am Halsband, da die meisten Hunde es als unangenehm oder sogar bedrohlich empfinden, wenn fremde Menschen in ihr Halsband greifen oder sie am Hals berühren. Ein Abwehrschnappen könnte die Folge sein. Ziehen Sie stattdessen das Ende der Leine durch die

Handschlaufe, um eine große Schlinge zu formen. Legen Sie die Schlinge vorsichtig von vorne über den Hundekopf und ziehen Sie sie nur so eng wie nötig. Führen Sie den Hund an einen sicheren Ort und entfernen die Leine, sofern der Hund nicht angebunden werden muss. Sollte keine Leine verfügbar sein, verwenden Sie Ihren Gürtel. Die Schlinge muss sich leicht von selbst wieder öffnen, wenn sie nicht mehr unter Zug steht! Wird der Hund versehentlich gewürgt und die Behelfsleine öffnet sich nicht, könnte er in Panik geraten und um sich beißen, sodass eine Befreiung kaum mehr möglich ist. Sollte auch keine improvisierte Leine zur Verfügung stehen oder der Hund unsicher oder ängstlich sein, versuchen Sie, den Hund mit Leckerlies in ein anderes Zimmer zu locken. Schauen Sie, was der Kühlschrank hergibt – mit Fleischwurst oder Käse lässt sich fast jeder Hund bestechen. Gelingt dies nicht, versuchen Sie, den Hund mit ausgebreiteten Armen oder unter Zuhilfenahme einer Jacke, eines Rucksacks oder Spineboards behutsam und ruhig in einen anderen Raum zu drängen. Vermeiden Sie dabei schnelle, abrupte Bewegungen und eine laute Stimme.

Im Freien werden ängstliche, nicht angeleinte Hunde in den meisten Fällen weglaufen, wenn sich fremde Menschen nähern. Bitte melden Sie entlaufene Hunde der Polizei, Feuerwehr, Tierrettung oder dem Tierschutzverein!

Sind Sie mit einem nicht angeleinten, aggressiven Hund konfrontiert, gehen Sie wie in Abschn. 6.2. beschrieben vor.

WICHTIG: Dem Patienten erklären, dass der Hund vor der Behandlung entfernt werden muss, weil das Tier die Maßnahmen falsch verstehen könnte.

WICHTIG: Dem Patienten erklären, dass für das Tier gesorgt wird (und dafür auch wirklich sorgen, d. h. Freunde/Familie des Patienten/Feuerwehr/Tierschutzverein/Tierrettung benachrichtigen.).

Bei heftigem Bellen, Zähne fletschen, Knurren oder wenn der Hund in der Leine steht, d. h. sich mit aller Kraft nach vorne wirft oder sogar schon auf den Hinterbeinen steht, nicht versuchen, nach dem Hund zu schlagen oder zu treten; den Hund nicht anschreien oder mit den Armen fuchteln oder eine drohende Körperhaltung einnehmen.

Der Einsatz von Pfefferspray ist nicht empfehlenswert und kann die Aggression noch verschärfen (und auch den Hundehalter oder andere Personen treffen!).

Bei dieser Lage ist ein langsamer Rückzug anzuraten, dabei die Körperfront vom Hund wegdrehen und den Hund nicht anschauen.

Hierbei sollte die Feuerwehr, die Tierrettung oder ein Tierarzt hinzugezogen werden, notfalls Polizei alarmieren.

Wenn der Patient sofortige Hilfe benötigt, kann versucht werden, einen Schrillalarm zu benutzen, um den Hund zu vertreiben, oder den Hund mit einem Spineboard, Vakuummatratze o. ä. wegzudrängen (nicht bei angriffsbereitem Hund versuchen!).

6.2 Aggressionsformen beim Hund

Es gibt bei Hunden verschieden Arten der Aggression. Es gibt zum einen die Defensive Aggression/Angstaggression:

Hierbei ist die Körperhaltung ausweichend, meistens nach hinten, eventuell aber auch zur Seite

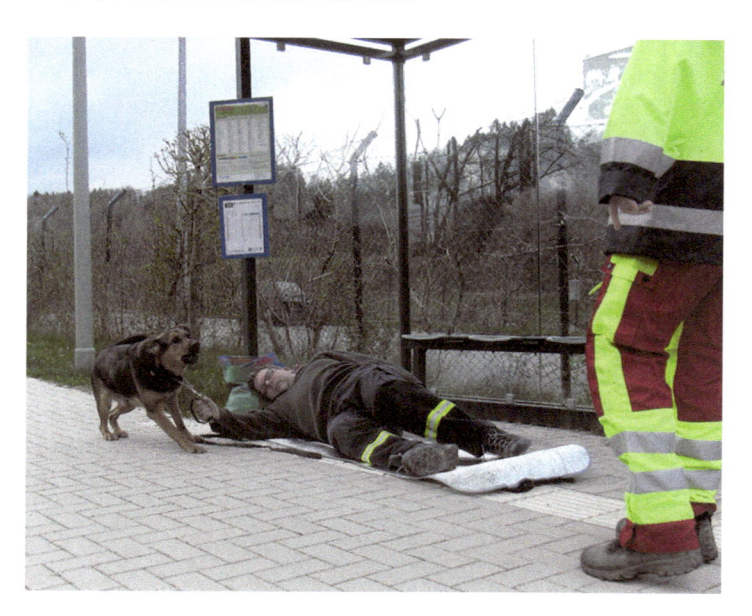

Abb. 60. Ausweichende Körperhaltung nach hinten

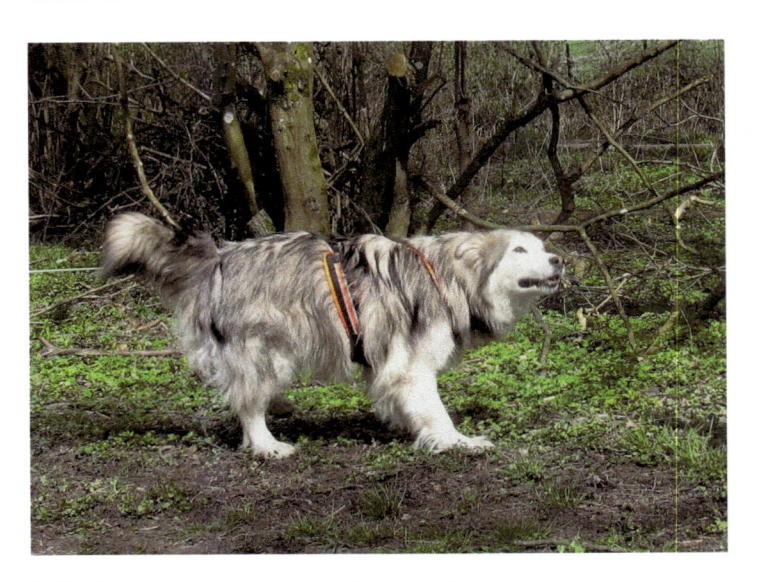

Abb. 61. Ausweichende Körperhaltung zur Seite

Der Blick des Hundes ist unsicher und die Ohren sind angelegt.

Wenn man angstaggressiven Hunden die Möglichkeit zum Ausweichen gibt, werden sie das normalerweise tun. Dennoch sollte man ihnen nie den Rücken zuwenden, weil sonst die Gefahr besteht, dass sie doch noch versuchen, den „Feind" durch einen „Überraschungsangriff" von hinten zu vertreiben.

Extrem gefährlich ist es, wenn man den Hund in die Enge treibt und er keine Fluchtmöglichkeit sieht: dann kämpft der Hund um sein Leben!

Folgendes Vorgehen wird empfohlen:

Langsam und ruhig nähern; den Hund nicht anschauen (s. o.); dem Hund Rückzugsmöglichkeiten lassen und auf die Kontaktaufnahme warten. Wenn sich der Hund beruhigt und Vertrauen gefasst hat, kann er in der Regel weggeführt werden, dennoch immer wachsam und ruhig bleiben.

Offensive Aggression/Angriffsbereitschaft:
Bei einem offensiv aggressiven Hund sind die Ohren aufgestellt und der Körper nach vorne gelehnt. Je flacher die Nackenlinie, desto unmittelbarer steht ein Angriff bevor.

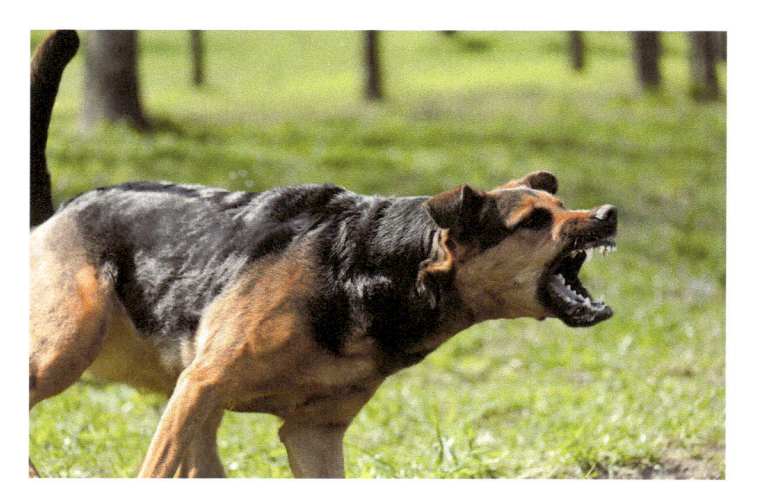

Abb. 62. Offensive Aggression und Angriffsbereitschaft

Dieser Hund ist im Anfangsstadium eventuell durch ein lautes Kommando („SITZ!") zu beeindrucken; dabei darf man aber keinesfalls eine drohende Körperhaltung einnehmen!

Bei offensichtlicher unmittelbarer Angriffsbereitschaft (wie auf dem Bild zu sehen) ist ein langsamer ruhiger Rückzug unvermeidbar. Hierzu wird der Körper seitlich zum Hund gedreht und die Arme werden dicht am Körper gehalten.

6.3 Wenn der Hund springt oder angreift

Auch wenn es schwerfällt, Ruhe bewahren und nicht laufen!

Der Körper muss einfrieren, die Arme und Hände eng am Körper halten und wie ein Baum stehen, auf einen festen Stand muss geachtet werden, um möglichst nicht zu stürzen.

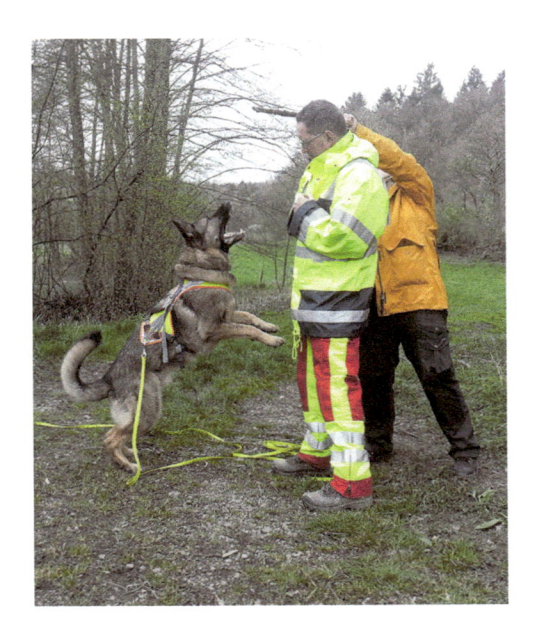

Abb. 63. Angreifender Hund

Hierbei den Hund nicht anschauen, nicht anschreien, nicht schlagen oder treten!

Wenn der Hund ablässt, langsam und vorsichtig seitwärts gehend zurückziehen.

6.4 Wenn Sie durch Anspringen oder einen Angriff zu Boden gegangen sind

Ruhe bewahren und nicht schreien oder um sich schlagen. Besser ist es, sich einzurollen und ein Päckchen zu machen.

Den Nacken mit Händen und Armen schützen und Kopf einziehen.

6.4 Wenn Sie durch Anspringen oder einen Angriff zu Boden ... 133

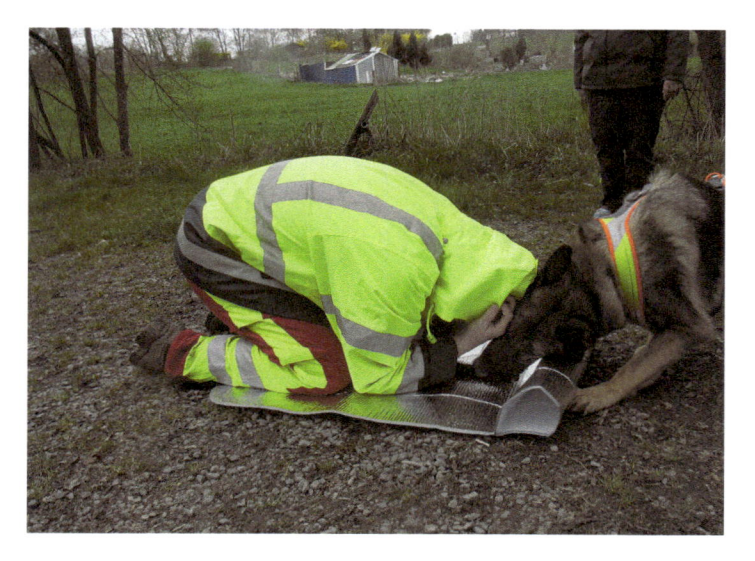

Abb. 64. Selbstschutz nach Angriff

Der Hund wird sich in den meisten Fällen abwenden.

Für den absoluten Notfall, dass ein Kollege oder Patient sofort gerettet werden muss, kann versucht werden, mit einem Spineboard oder ähnlichem den Hund wegzudrängen oder notfalls ihm gegen den Kopf zu schlagen. Dazu muss ihm dann auch ein Ersatzbeißobjekt angeboten werden, z. B. Rucksack, zusammengerollte Decke, Stock, notfalls Jacke oder Decke um den Arm wickeln. Als Ultima Ratio, das heißt, unter extremem Zeitdruck oder bei einem massiven, lebensbedrohlichen Angriff des Hundes, kann ein Pulverlöscher gegen den Hund eingesetzt werden.

Taktisches Vorgehen und Verhalten 7

Inhaltsverzeichnis

7.1 Taktische Bewegung im Treppenhaus und Aufenthalt auf
 Treppenabsätzen 135
7.2 Grundsätze bei Einsätzen im Zusammenhang mit
 Gewaltverbrechen 140
7.3 Größere polizeiliche Lagen (Schießerei, Geiselnahme, etc.) 140
7.4 Freiheitsberaubung des Rettungsteams mit oder ohne Waffe 141

7.1 Taktische Bewegung im Treppenhaus und Aufenthalt auf Treppenabsätzen

Folgende Vorsichtsmaßnahme sollte bei allen Einsätzen gelten, ob im Park oder im Mehrfamilienhaus. Zu jedem Einsatz sollte immer Funk oder Handy mitgenommen werden, um Unterstützung ohne großen Zeitverlust anfordern zu können.

Das Bewegen auf einer Treppe gehört wohl zum Alltag des Rettungsdienstes wie das Fahren zum Einsatzort und genauso leichtfertig wird es meist auch behandelt. Gibt es ein falsches die-Treppe-hoch-und-runter-Gehen? Ist es wichtig, wer von den Einsatzkräften wo steht, wenn zum Beispiel eine Tür aufgebrochen wird oder auch nur an der Türe geklopft wird? In den allermeisten Fällen wird es wohl keine Rolle spielen, wie die Treppe hoch oder runter gegangen wird, wenn es aber darauf ankommt, sollte man wissen, wie es geht. Alle sollten dies üben, und zwar regelmäßig. In diesem Fall ist es sehr einfach, denn das kann man grundsätzlich immer üben und ist im Ernstfall dann auch auf der sicheren Seite.

Für das sichere Vorgehen wird mindestens ein Team aus zwei Personen benötigt. Derjenige, der vorne geht, sollte auch innen gehen, also so, dass die Sicht durch das Treppenauge möglich ist. Derjenige, der hinten geht, sollte leicht schräg versetzt und außen gehen und die Treppe nach hinten/unten im Blick haben. Befindet sich der Angreifer über einem, kann er so schnell entdeckt werden und der Rückzug frühzeitig begonnen werden. Befindet sich der Angreifer unter einem, sollte es die letzte Möglichkeit sein, an dem Angreifer vorbei nach unten flüchten zu wollen. Besser ist es, nach oben zu flüchten und entweder in eine Wohnung zu kommen oder in einem Geschoss in ein anderes Treppenhaus zu gelangen. Falls es nur ein Treppenhaus gibt und der Angreifer einem folgt und keine andere Möglichkeit besteht, hat man bessere Chancen, sich auf einem Treppenabsatz die Flucht zu ermöglichen. Der Versuch, sich auf den Stufen an dem Angreifer vorbei nach unten zu drängeln, könnte mit einem Sturz die Stufen herunter enden, natürlich gilt dies auch für den Angreifer. Ob ein Tritt nach unten bzw., „die Treppe herunter" gegen den Angreifer als Notwehr angesehen wird, ist zu bezweifeln. Der Einsatz von Sprays ist in diesem Fall auch nicht ratsam, da man selbst durch den Sprühnebel nach unten durchlaufen muss. Sind Stich- oder Schusswaffen im Spiel, ist natürlich jedes Mittel erlaubt, welches die Flucht erlaubt, ob es das Material ist, das man mitführt oder Gegenstände, die im Treppenhaus stehen.

Ist es wichtig, wo man sich befindet, wenn eine Tür gewaltsam geöffnet wird? Ich sage ja, es ist sehr wichtig, denn wenn es schiefläuft, kann es viele Verletzte oder sogar Tote geben. Stellen Sie sich vor: Es wird eine Person hinter einer Türe in

7.1 Taktische Bewegung im Treppenhaus und Aufenthalt …

einem Mehrfamilienhaus im dritten Obergeschoss gemeldet. Auf jeder Etage befinden sich drei Wohnparteien und somit ein großer Treppenabsatz. Auf dem Treppenabsatz befinden sich nun bei der Türöffnung folgende Personen; der Gruppenführer der Feuerwehr, zwei Feuerwehrmitarbeiter, die die Türe aufbrechen, zwei Rettungsdienstmitarbeiter und zwei Polizisten, das macht insgesamt sieben Personen. Jetzt passiert Folgendes: der Wohnungsbesitzer ist durch Drogenmissbrauch einige Zeit bewusstlos gewesen, weshalb die Einsatzkräfte alarmiert wurden. Durch den Lärm an seiner Türe ist er aufgewacht und denkt, bei ihm werde eingebrochen, im besten Fall macht er nur die Türe auf und wird gewalttätig. Im schlimmsten Fall hat der Wohnungsinhaber eine scharfe, illegale Waffe und schießt durch die Tür. Die Frage, wie viel Schaden er damit anrichten kann, ist wohl leicht zu beantworten. Aus taktischer Sicht ist es egal, wie der Wohnungsinhaber aus der Türe kommt, ob unbewaffnet oder mit einem Messer oder einer anderen Waffe; unnötige Verletzte wird es in den meisten Fällen geben. Es muss auch nicht der Wohnungsinhaber der betroffenen Wohnung sein, sondern vielleicht ein Nachbar, der durch den Lärm erschreckt und falsch agiert. Folgende Möglichkeit ergibt sich aus taktischer Sicht: Auf dem Treppenabsatz befindet sich nur derjenige, der an der Türe arbeitet und dies so, dass er zum großen Teil vom Türrahmen gedeckt ist. Der zweite Mitarbeiter der Feuerwehr befindet sich schräg hinter demjenigen, der die Tür öffnet, um ihn zu unterstützen, dahinter steht der Gruppenführer. Auf dem darunterliegenden Treppenabsatz hält sich der Rettungsdienst in Bereitschaft, nicht auf den Stufen hinter den Mitarbeitern der Feuerwehr. Dies würde den Fluchtweg behindern. Die Polizei sollte sich nach Möglichkeit oberhalb des Treppenabsatzes befinden, auf dem sich die Wohnung befindet, im genannten Beispiel wären das die Stufen zum vierten Obergeschoss. Wenn die Polizei später eintrifft, sollte sie sich im Bereich des Rettungsdienstes aufhalten. Jetzt kann man auf die Idee kommen, der Rettungsdienst könne auch auf den Stufen zum darüber liegenden Stockwerk seine Bereitstellung einnehmen. Das Risiko bei dieser Variante ist, das der aus der Wohnung kommende Angreifer den Rettungsdienst angreift, welcher aufgrund nicht vorhandener Waffen und Kampferfahrung in der Falle sitzen könnte, weil keine Fluchtmöglichkeit besteht.

So sollte es nicht aussehen:

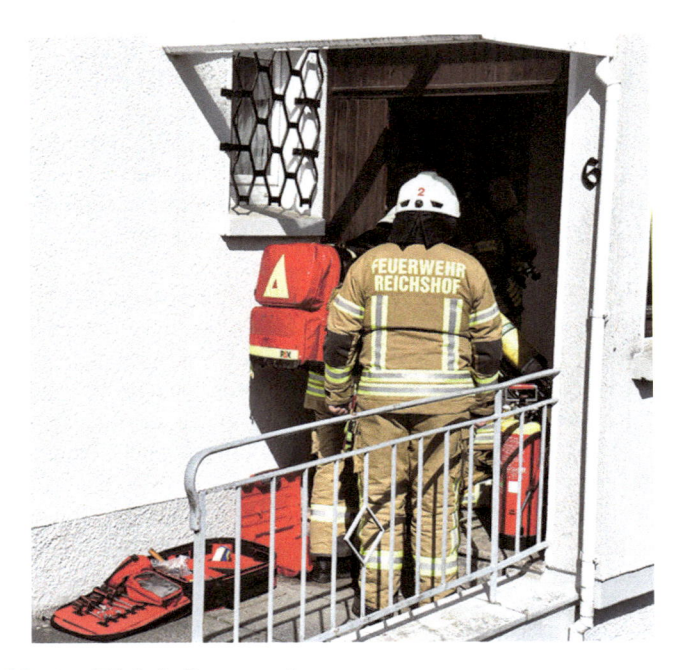

Abb. 65. Taktische Bewegung I

7.1 Taktische Bewegung im Treppenhaus und Aufenthalt ...   139

So sollte es sein:

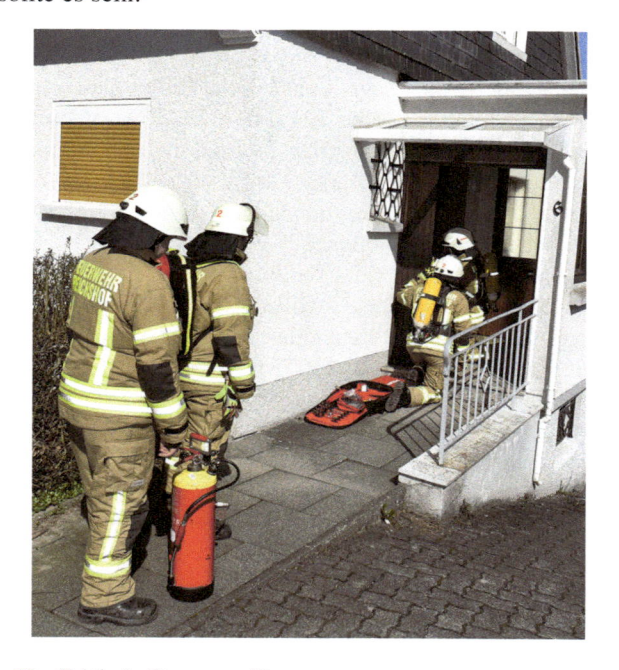

Abb. 66. Taktische Bewegung II

7.2 Grundsätze bei Einsätzen im Zusammenhang mit Gewaltverbrechen

Die Zeit läuft – die Lage auch! Das heißt, eine Kneipenschlägerei kann sich bis zum Eintreffen des RD auf die Straße verlagert haben. Der Rettungsdienst wird dann unter Umständen zur Zielscheibe undifferenzierter Gewalt. Konfliktparteien können sich auch gegen den Rettungsdienst als vermeintlicher Vertreter der Staatsgewalt verbünden.

Deshalb ist eine vorsichtige Annäherung ratsam. Sondersignale sollten frühzeitig abgestellt werden.

Erfragen Sie von der Leitstelle möglichst viele Informationen zur Situation am Einsatzort. Waren beim Notruf Geschrei, Kampfgeräusche, sonstige Auffälligkeiten zu hören?

Warten Sie nach Möglichkeit auf die Polizei, bevor Sie den Einsatzort betreten.

7.3 Größere polizeiliche Lagen (Schießerei, Geiselnahme, etc.)

Die Rettung und Erstversorgung im ungesicherten Bereich erfolgt nur durch Polizeikräfte!

Der Rettungsdienst ist für die weitere Versorgung im gesicherten Bereich zuständig.

Eine frühzeitige Kontaktaufnahme des Rettungsdienstes mit der Polizei ist unerlässlich.

Spezialeinheiten haben einen Kontaktbeamten als Ansprechpartner für die nichtpolizeilichen Einsatzkräfte. Wenn das SEK noch nicht eingetroffen ist sollte der „EinsatzleiterOrt" der Polizei ausfindig machen werden, mit dem „Einsatzleiter Ort" sind die Bereitstellungsräume zu klären und die Kommunikationswege festzulegen.

Nehmen Sie zur Übung an Seminaren teil, die dieses Thema behandeln, wenn der Ernstfall eintritt und Sie sind nicht vorbereitet, kann es für Sie und die Betroffenen gefährlich werden.

7.4 Freiheitsberaubung des Rettungsteams mit oder ohne Waffe

Im Falle eines Angriffes oder das ein Team nicht aus einer Wohnung oder einem Haus flüchten kann oder es Gewaltsam festgehalten wird, können folgende Maßnahmen getroffen werden.

Ist es erforderlich in einem Haus oder einer Wohnung Schutz zu suchen, sollte die Flucht in einen möglichst abschließbaren Raum erfolgen, ideal wäre ein Badezimmer, weil dort meistens ein Schlüssel im Schloss steckt.

Ist die Türe verschließbar, sollte man sich seitlich der Türe hinstellen, dort ist man durch Mauerwerk und Türrahmen geschützt. Möchte der Angreifer durch die Türe brechen und man steht vor der Türe, könnte die Position vor der Türe Verletzungen zu folgen haben, infolge durch Axtschläge oder Schusswaffengebrauch.

Ist ein Raum nicht abschließbar, kann die Türe mit dem Körper gesichert werden, indem man die Türklinke von unten mit dem Fuß blockiert, dadurch kann die Klinge nicht mehr nach unten gedrückt werden. Dazu legt man sich auf den Boden und stemmt einen Fuß unter die Türklinke, möglichst am offenen Ende der Klinge, idealerweise ist das Knie dabei durchgedrückt.

Alternativ kann man auch mit dem Partner Rücken an Rücken sitzen. Wobei einer seine beiden Füße gegen die Tür stemmt und der andere Partner sich mit seinen Füßen am Boden oder gegen einen festen Gegenstand gegenüber der Türe abdrückt und so für Stabilisierung sorgen kann.

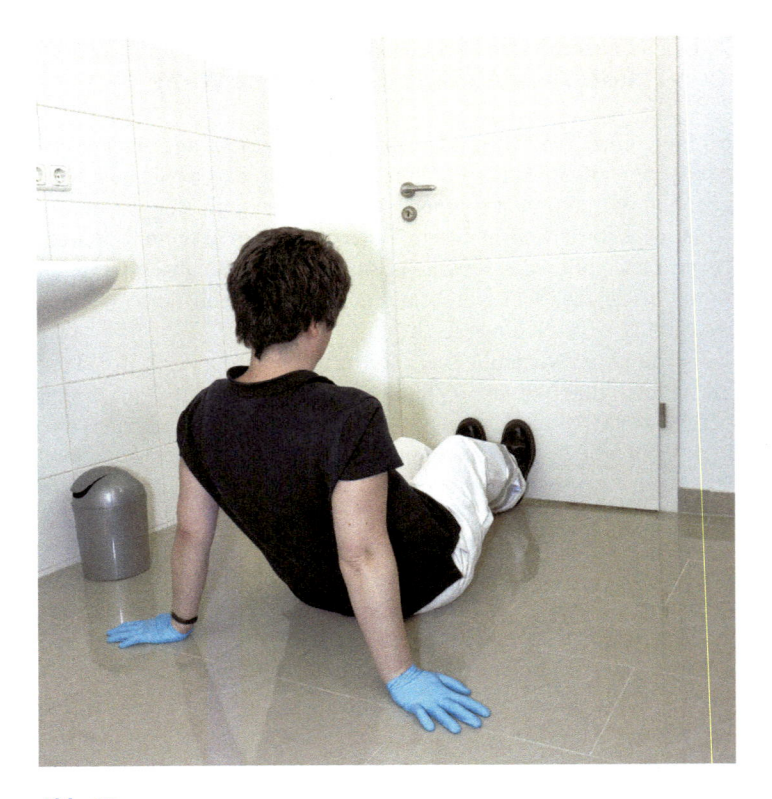

Abb. 67

Persönliche Schutzausrüstung/ Schutzwesten

8

Inhaltsverzeichnis

8.1 Ballistische Westen.................................... 143
8.2 Wirkungsweise einer Schutzweste 144
8.3 Stichschutzwesten...................................... 146
8.4 Stichschutz- oder stichhemmende Weste? 146
8.5 Was Stichschutzwesten kosten 146
8.6 Was Stichschutzwesten wiegen............................ 147
8.7 Welche Schutzlevel und Schutzklassen gibt es?............... 147

Im Kapitel Persönliche Schutzausrüstung/Schutzwesten geht es um die Arten der Schutzwesten und ihre Möglichkeiten. Es wird ausdrücklich auf eine Bewertung bzw. Darstellung der Vor- und Nachteile hinsichtlich einzelner Westen verzichtet, weil dieses Buch als Ratgeber gedacht ist und nicht, um persönliche Einstellungen zu referieren. Diese Übersicht soll helfen, einen Überblick über die Möglichkeiten der Ausrüstung zu bekommen.

8.1 Ballistische Westen

Aufbau von ballistischen Schutzwesten
Für den Aufbau von ballistischen Westen werden von den Herstellern unterschiedliche Materialien genutzt. Die Ballistische Materialien werden von unterschiedlichen Herstellern, z. B. Akzo

Nobel (TWARON® seit 1986), DuPont (Kevlar® seit Anfang der 70er Jahre), Honeywell ehemals Allied Signals (Spectra Shield® seit 1988 bzw. SpectraFlex™ seit 1992), Gold Flex™ DSM High Performance Fibers (Dyneema Shield® seit 1994) produziert. Aramidfasern wie Kevlar und Twaron werden zu Stoffbahnen verwebt, daneben gibt es noch sogenannte „Shields" oder „Gelege", dies sind Folien z. B. Spectra Shield™, SpectraFlex™ und GoldFlex™, sowie DyneemaUD™. Diese Folien verteilen die Aufprallenergie besser als Aramidfasern und haben eine bessere stichhemmende Wirkung. Eine Schutzweste entsteht, indem man die Folien und Stoffbahnen in die gewünschte Westenform schneidet, übereinander legt und diese dann miteinander verbindet. Je höher man die Anzahl der Lagen wählt, umso höher fällt die Schutzwirkung aus. Am Schluss erhält dann dieses ballistische Paket eine Schutzhülle.

8.2 Wirkungsweise einer Schutzweste

Trifft ein Geschoss auf die Weste, dringt es in die Lagen ein und prallt nicht von der obersten Lage ab. Die Lagen dehnen sich dabei wie ein Netz aus. Durch die äußerst zähen Lagen wird das Geschoss aufgepilzt und bis zum Stillstand abgebremst. Die durchgeschlagenen Lagen absorbieren dabei teilweise die Geschossenergie, dies nennt man die Eindelltiefe, diese darf bei der deutschen Schutzklasse 1 bis zu 40 mm betragen. Dadurch kann es zu einem stumpfen Trauma kommen, wenn die Geschossenergie auf bzw. in den Körper einwirkt. Dies kann zu Blutergüssen und sogar Knochenbrüchen führen. Im Brustbein und Herzbereich wird von daher eine Traumaplatte aus ballistischem Material empfohlen, um diese Verletzungen zu minimieren, denn diese Traumaplatte aus ballistischem Material reduziert die Eindringtiefe erheblich. Verwendet man in diesem Bereich Traumaplatten aus Stahl hat man den Nachteil, das Geschosse die aus einem flachen Winkel abgefeuert werden z. B. von einem liegenden Schützen, abprallen können und Richtung Kopf abgeleitet werden könnten. Hinzu kommt eine Gewichtsersparnis bei der Schutzweste durch die Verwendung einer Traumaplatte aus ballistischem Material.

8.2 Wirkungsweise einer Schutzweste

Für den optimalen Tragekomfort ist die Länge der Weste enorm wichtig. Wenn man sich setzt und die Weste ist zu lang, rutscht sie hoch und es entsteht ein beengendes Gefühl oder die Weste drückt sogar auf den Kehlkopf. Für den optimalen Tragekomfort sollte zwischen Oberkante Gürtel und Weste ausreichend Platz sein, dies sollte im Stehen gemessen werden. Im Sitzen sollte nun die Weste nicht überstehen und so nach oben geschoben werden oder über den Gürtel rutschen. Der Spalt sollte aber auch nicht mehr als ein Finger breit sein. Oftmals werden Unterziehschutzwesten zu lang gewählt, weil man das subjektive Gefühl hat, die Weste wäre zu kurz, weil der Bauchbereich nahezu ungeschützt ist. Eine Überziehweste deckt im Gegensatz zu einer Unterziehweste einen größeren Teil des Oberkörpers ab. Ein weiteres Problem bei zu langen Schutzwesten kann mit der Zeit auftreten, wenn nämlich die Schutzweste auf dem Gürtel aufsteht, dies führt dazu, dass sich das ballistische Material durch den permanenten Druck nach innen oder außen knickt.

Hier eine vereinfachte Beschreibung der Deutschen Schutzklassen:

SK1 Schutz vor Standard-Kurzwaffen mit 9 mm Vollmantelweichkerngeschossen und Rundkopf

SK2 Schutz vor praktisch allen Kurzwaffen unabhängig von der Geschossart und -Geschwindigkeit

SK3 Schutz vor den meisten Langwaffen mit Vollmantelgeschossen und Weichkern

SK4 Schutz vor den meisten Langwaffen mit Vollmantelgeschossen und Hartkern

Schutzwesten sind keineswegs kugelsicher, sondern „schusshemmend" und können je nach Schutzklasse nur bestimmte Geschosse bis zu einer bestimmten Mündungsgeschwindigkeit der Waffe stoppen. Dies bedeutet z. B. für die Schutzklasse 1, dass Geschosse des Kaliber 9 mm mit einer Mündungsgeschwindigkeit von bis zu 420 m/s zuverlässig gestoppt werden, bei einer maximalen Eindringtiefe von 40 mm, auch bei einem aufgesetzten Schuss.

8.3 Stichschutzwesten

Woraus besteht eine Stichschutzweste?
Bei der Herstellung von Stichschutzwesten kommt üblicherweise ein spezielles Kunstfasergemisch zum Einsatz. Dieses Kunstfasergemisch verhindert durch seine Beschaffenheit das Durchdringen von scharfen Gegenständen.

8.4 Stichschutz- oder stichhemmende Weste?

Durch eine stichhemmende Weste wird das Eindringen eines Stiches mit einem scharfkantigen Gegenstand nicht vollständig verhindert, sondern nur abgedämpft. Eine stichhemmende Weste ist unauffälliger und komfortabler zu tragen, als eine Stichschutzweste. Eine Stichschutzhemmende Weste kommt dann infrage wenn sie, ins besonderes in den Sommermonaten lange getragen wird, dabei aber auch so dezent wie möglich sein soll.

Eine Stichschutzweste hat eine stärkere Panzerung und erreicht so einen Durchtrittsschutz, sie empfiehlt sich, wenn von einer ernsten Gefahren- und Bedrohungslage ausgegangen wird. Aufgrund der integrierten Schutzplatten dämpft die Stichschutzweste Schläge und Tritte ab, einwirkende Kräfte werden abgefangen und auf eine größere Fläche verteilt. Desweiteren schützt sie gegen Angriffe mit scharfen Gegenständen z. B. Messerangriffen.

Die Stichschutzweste mit ballistischem Schutz stellt eine dritte Variante dar. Diese Westen sind kugelsicher und wehren auch Stichwaffen ab. Diese Westen haben mindestens die Schutzklasse K 3. Eigentlich sind diese Westen Ballistische Westen mit einer Stichschutzeinlage.

8.5 Was Stichschutzwesten kosten

Günstige Westen mit stichhemmeder Wirkung fangen bei einem Preis von etwa 80 EUR an. Stichschutzwesten, die eine Schutzklasse ausweisen sind kaum unter 100 EUR zu bekommen. Weste die den Träger wirksam schützen sollen, sollten kein Schnäppchenkauf sein.

8.6 Was Stichschutzwesten wiegen

Eine Stichschutzweste kann je nach Modell und Größe zwischen 1,5 kg und 5 kg wiegen. Im Gegensatz dazu, kann eine ballistische Weste der Klasse 4 bis zu 30 kg wiegen.

8.7 Welche Schutzlevel und Schutzklassen gibt es?

Die vier Schutzklassen nennen sich K1, K2, K3, K4. Diese vier Schutzklassen werden definiert in der Prüfrichtlinie „Stich und Schlagschutz". Diese Prüfrichtlinie wurden durch die Vereinigung der Prüfstellen für angriffshemmende Materialien und Konstruktionen (VPAM) herausgegeben. Erstmalig wurde diese Prüfrichtlinie „Stich und Schlagschutz"(KDIW) am 19.10.2005 herausgegeben und letztmalig am 08.05.2008 aktualisiert.

In dieser „Prüfrichtlinie für Stich- und Schlagschutz" wird unterteilt in die Klassen Stichhemmend und Schlaghemmend und dort werden die Anforderungen der „Prüfwerkzeuge" definiert. Das Messer (**K**lingen), der Nagel(**D**orn) und die Nadel (**I**njektionskanüle)fallen in die Kategorie Stichhemmung und kantige Wurf-und Schlagkörper (**W**ürfel) in die Kategorie Schlaghemmung. Die Klasse K4 bietet den höchsten Schutz und die Klasse1 den geringsten Schutz. Jede höhere Schutzklasse bietet auch den Schutz, der unterliegenden Schutzklassen z. B. bietet eine Weste mit Schutzklasse K3 auch die Schutzklasse K1 und K2. In dieser Prüfrichtlinie werden auch die Schutzklassen K, D, I und W definiert. Wobei K für Klinge, D für Dorn, I für Injektionskanüle und W für Würfel steht.

Die Feuerwehr im Einsatz 9

Inhaltsverzeichnis

9.1	Schaulustige	152
9.2	Zurückhalten von Personen	152
9.3	Platzverweisung	154
9.4	Vollzug der StVO	154

Eigensicherung bei der Feuerwehr hat von je her einen hohen Stellenwert, ob es bei der Bekämpfung eines Feuers, bei der Menschenrettung oder der technischen Hilfeleistung ist: Eigenschutz kommt vor allem. Die Berufsgenossenschaften und Unfallkassen geben in ihren Unfallverhütungsvorschriften klare Richtlinien dafür, wie hoch die Gefahr in welchem Einsatz sein darf. Dennoch begeben sich Feuerwehrleute täglich in Gefahr für andere Menschen, und beinahe wöchentlich verliert einer dabei sein Leben oder wird schwer verletzt. Vielleicht deshalb und aus vielen anderen Gründen genießen Feuerwehrleute ein sehr hohes Ansehen in der Bevölkerung. Dennoch gibt es Fälle, in denen Feuerwehrleute angepöbelt, beschimpft und sogar angegriffen werden. Die Frage nach dem Warum stellt sich unwillkürlich. In welchen Situationen werden Feuerwehrleute außerhalb eines Rettungsdiensteinsatzes angegriffen oder beschimpft? Ein Verkehrsunfall, bei dem es beispielsweise zu Behinderungen der anderen Verkehrsteilnehmer kommt oder die Straße sogar komplett oder teilweise gesperrt werden muss (sei es nur durch den Unfall selbst oder die Feuerwehrfahrzeuge), stellt die Geduld von so manchem Verkehrsteilnehmer auf die Probe. In den meisten Fällen unterbleibt eine Anfeindung, wenn die Einsatzstelle gesehen wird und klar wird, dass dort gearbeitet wird. Ein Problem stellen Straßensperrungen dar, die sich weit von der Unfallstelle entfernt befinden, weil die Umleitung der anderen Verkehrsteilnehmer aufgrund fehlender Wendemöglichkeit zwingend notwendig ist oder von der Unfallstelle eine Gefahr ausgeht. Die Feuerwehrleute, die an diesen Stellen eingesetzt sind, müssen nun fast jeden Verkehrsteilnehmer aufs Neue in Kenntnis setzen, warum es dort nicht weitergeht und manch einer versucht schon mal, den Feuerwehrangehörigen umzufahren. Gleichzeitig fehlt dieser Feuerwehrangehörige auch an der Einsatzstelle. Jetzt stellt sich auch noch die Frage, ob die Feuerwehr überhaupt zuständig für die Straßensperrung und Regelung des Verkehrs ist. Über dieses Thema kann man vorzüglich diskutieren, aber erst sollte der Rest des Kapitels gelesen werden, es sollte alle Fragen klären. Lesen Sie folgende Ideen einfach einmal durch und lassen Sie sie auf sich wirken. Und vielleicht testen Sie das Konzept beim nächsten Einsatz, oder besser noch beim Übungsdienst, einfach mal aus.

Problem: Straßensperrung. Lösungsvorschlag: Schilder an Umleitungspunkten aufstellen mit der Aufschrift „Unfall, keine Wendemöglichkeit", und in Sichtweite jedes Schildes (15 m) ein Fahrzeug quer auf die Straße stellen. Es sind nicht immer genügend Fahrzeuge direkt vor Ort oder es müssen noch Rettungsmittel nach- bzw. abrücken. Der Kollege, der an der Umleitung steht, kann auch im oder am Fahrzeug sitzen/stehen, dort steht er aber nicht in Moserreichweite (Moserreichweite ist der Bereich in dem Stänkern, Pöbeln und Mosern möglich ist, etwa 10 bis 15 m) der anderen Verkehrsteilnehmer und kann, wenn nötig, das Fahrzeug zur Seite fahren. Es sind nur zwei Fahrzeuge vor Ort, die auch noch am Einsatz beteiligt sind? Mal im Ernst, ist noch dann genügend Personal übrig, das den Verkehr regelt? Ich denke nicht. Und was spricht dagegen, einen Rettungswagen oder ein Notarztfahrzeug dort zu platzieren? Ein berechtigter Einwand könnte sein:

„Wie sollen die an ihr Einsatzmaterial kommen?". Meine Antwort: „Was nutzt ein eingeparkter RTW in der Einsatzstelle? Die Zeit, die ich brauche, um den RTW zwischen den Feuerwehrfahrzeugen zu rangieren, kann ich auch verwenden, um Material zu holen, oder besser noch: das Material wird mir gebracht.". Der mögliche zweite Einwand: „Der RTW ist als erstes an der Einsatzstelle, und die Feuerwehrfahrzeuge stehen deshalb um diesen herum.". Meine Antwort: „Ist es denn sinnvoll, dass ein Rettungswagen direkt in den inneren Gefahrenbereich fährt, oder sollten wir die Rettungswagenbesatzungen lieber dahin gehend schulen, dass sie ihr Fahrzeug vielleicht 10–15 m vom Unfall entfernt abstellen?".

Ich möchte den Einsatzleitern, Gruppenführern oder Zugführern hier nichts vorschreiben, dennoch beobachte ich an vielen Einsatzstellen immer wieder die gleiche Problematik, welche durch einfache Änderungen überwunden werden könnte. Wir alle, ob Feuerwehrmann oder Notfallsanitäter, müssen so viel lernen, von Algorithmen bis Zumischrate, warum fällt es uns so schwer, eine klare Ordnung für das Anrücken von Fahrzeugen zu haben, und wenn wir sie haben, warum halten wir uns nicht daran? Ich kann Ihre Gedanken lesen: „Weil jede Einsatzstelle anders ist!". „Ja und Nein" sage ich dazu. „Ja", es sind andere Personen, andere Örtlichkeiten und andere Fahrzeuge. Im Endeffekt dennoch „Nein". Denn egal, welche Lage vorgefunden wird – das ersteintreffende Fahrzeug fährt häufig so nah an die Einsatzstelle heran, dass schon dadurch eine sinnvolle Positionierung der nachrückenden Kräfte blockiert wird. Vielleicht ist es sinnvoll, mal als eine Art Gedankenspiel, eine Wagenburg um die Unfallstelle zu errichten. Von der Seite, von der uns Gefahr droht, also der Fahrbahnseite, kesselt man sich ein. Denken Sie mal drüber nach. Der Lösungsansatz ist im Prinzip sehr einfach: bietet man den anderen Verkehrsteilnehmern keinen Feuerwehrangehörigen an, den sie beschimpfen oder angreifen können, erspart man sich selbst viel Ärger. Der „Schutzschild" könnte auch eine Reihe Verkehrsleitkegel sein und oben erwähntes Hinweisschild als Warnung vor eine Unfallstelle oder ein anderes Warnschild. Warum nicht einfach das Schild zur Warnung vor radioaktiven Stoffen oder Biogefährdung aufstellen? Es steht doch nirgendwo, dass man nicht übertreiben darf – und der Zweck der Eigensicherung heiligt die Mittel.

9.1 Schaulustige

Wichtiger Hinweis! Beim Übungsdienst sollten Schaulustige und/oder Angehörige eingebaut werden, und zwar nicht nur 30 s lang, sondern so lange wie die Übung dauert oder bis der Schaulustige/Angehörige an den Rettungsdienst oder die Polizei übergeben werden kann. Bis dahin wird ein Mitglied der Feuerwehr eingesetzt, um die Person(en) zu betreuen. Siehe dazu Übung 11 der Rollenspiele.

9.2 Zurückhalten von Personen

Lange habe ich überlegt, ob ich diesen Absatz schreiben soll, zu der Frage: Wie halte ich jemanden auf, der in die Einsatzstelle oder sogar in ein brennendes Haus läuft? „Warum", fragt der neugierige Leser jetzt, „das ist doch ein riesen Problem." Wirklich ein riesen Problem? Ich kenne sehr wenig Fälle, wo so etwas passiert wäre, dennoch möchte ich hier einige Ideen einbringen und Lösungen aufzeigen.

Jemand möchte zu dem Unfallopfer oder Patienten vordringen. Die Frage ist, ob man Zeit hat, um zu klären, wer es ist und warum sein Anliegen so dringend ist. Vielleicht handelt es sich um Mutter oder Vater des Patienten. Es kann auch sein, dass es ein Reporter oder Gaffer ist, kann man das ausschließen? In den meisten Fällen schon. Was ist also zu tun, wenn ein Unberechtigter in die Einsatzstelle eindringt? Eine Vorgehensweise, die auf keinen Fall funktioniert ist eine Argumentation wie: „Gehen Sie weiter, stellen Sie sich vor Sie liegen da. Würden Sie wollen, dass jemand Fotos von Ihnen macht?" Das fruchtet niemals, das kann ich versprechen. Denn man spricht den Gerechtigkeitssinn an und appelliert an die Vernunft desjenigen, doch der ist in dieser Situation nicht ansprechbar. Es könnte vielleicht funktionieren, wenn man den Filmer oder Bildermacher ermuntert, Bilder von den Gaffern zu machen, um sie später auswerten zu können, oder man fordert ihn auf, dabei zu helfen, die anderen Gaffer zurückzuhalten. Oder man macht selbst Bilder von den Gaffern.

9.2 Zurückhalten von Personen

Wenn die Möglichkeit besteht, sollten Namen und/oder Autokennzeichen ermittelt werden und Gaffer konsequent angezeigt werden.

Die schwierige Frage ist, wann es nötig ist, Angehörige oder Freunde von Patienten fernzuhalten, wenn sie nicht die Arbeiten behindern oder sich in der Gefahrenzone befinden. Auch schwere Verletzungen oder Verstümmelungen sind den Angehörigen meist nicht zuzumuten. Probleme gibt es auch immer mal wieder, wenn mehrere Personen gleichzeitig zum Patienten gelangen wollen und die Einsatzkräfte, wenn auch nicht in böser Absicht, behindern. Den Angehörigen sollte klar dargestellt werden, dass ein Kontakt mit dem Patienten nicht möglich ist. An dieser Stelle ist immer der wahre Grund zu nennen und keine Ausreden, das merken die Betroffenen. Wenn der Patient schwer verletzt ist, sollte dies auch so gesagt und nicht geschönt werden. Auch ein körperlicher Einsatz ist im Rahmen des Möglichen, hierbei ist darauf zu achten, nicht zu schlagen oder Ähnliches, ein reines Festhalten oder Sich-in-den-Weg-Stellen sollte nicht überschritten werden. Sollte dies nicht ausreichen, braucht sich aber kein Feuerwehrmann, nur um einen Unbelehrbaren vor einem schrecklichen Anblick zu schützen, in Gefahr bringen. Sobald der oder die Angehörige(n) zu Gewalt greifen und Feuerwehrangehörige schlagen oder anders gefährden, ist eine Grenze erreicht, wo die körperliche Unversehrtheit der Feuerwehrangehörigen vor dem möglichen psychischen Schock des Angehörigen steht. Jeder ist dann seines eigenen Glückes Schmied.

Gilt dies aber auch, wenn sich der Aggressor selbst gefährdet oder sich in Lebensgefahr begibt? Mal abgesehen davon, dass die Feuerwehrleute keine Zeit haben, um sich mit Angehörigen auseinanderzusetzen: Welche Möglichkeit hat die Feuerwehr? Äxte, Schläuche, Schere, Spreizer, Sprungpolster oder Leitern sind kaum dafür gedacht, um sich damit zu verteidigen. Ist es unterlassene Hilfeleistung, wenn sich der Aggressor sich den Weg freikämpft und sich verletzt? Ich persönlich denke nicht, dass es unterlassene Hilfeleistung ist. Dies kann ein Richter im konkreten Fall natürlich völlig anders sehen.

9.3 Platzverweisung

„Soweit die Polizei nicht zur Verfügung steht, können Führungsdienstgrade der Feuerwehr oder von ihnen im Einzelfall beauftragte Mannschaftsdienstgrade das Betreten der Schadensstelle und ihrer Umgebung verbieten oder Personen von dort verweisen und die Schadensstelle und den Einsatzraum der Feuerwehr sperren, wenn sonst der Einsatz behindert würde". Unmittelbarer Zwang durch körperliche Gewalt und deren Hilfsmittel darf entsprechend dem Art. 37, 40 Abs. 1, 2 und 3, Art. 43 Abs. 1 Sätze 1 und 2 sowie Abs. 3 Sätze 1 und 3 des Polizeiaufgabengesetzes (PAG)1angewendet werden.

Die Unfallverhütungsvorschrift „Feuerwehren" DGUV 17 (bisher: GUV-V C53) schreibt in § 17 Abs. 3 vor, dass Feuerwehrdienstleistende, die am Einsatzort durch den Straßenverkehr gefährdet sind, durch Warn- und Absperrmaßnahmen geschützt werden müssen.

9.4 Vollzug der StVO

Verkehrsregelung durch Mitglieder der Feuerwehren und des Technischen Hilfswerkes – Änderung des Gesetzes über Zuständigkeiten im Verkehrswesen

IMS vom 21.11.1996 Nr. IC4 – 3612.354-2-Krä

Das Gesetz über Zuständigkeiten im Verkehrswesen (ZustG-Verk) vom 28. Juni 1990 (GVBl S. 220, BayRS 9210–1-W), geändert durch Art. 1 des Gesetzes vom 13. Dezember 1990 (GVBl S. 511), wurde zwischenzeitlich durch das „Gesetz zur Änderung des Gesetzes über Zuständigkeiten im Verkehrswesen" vom 24. Juli 1996, in Kraft getreten am 01. August 1996, u. a. durch die Einfügung eines neuen Art. 7 a („Feuerwehr und Technisches Hilfswerk") ergänzt, der wie folgt lautet:

9.4 Vollzug der StVO

„Zu der erforderlichen Sicherung von Einsatzstellen und Veranstaltungen können – vorbehaltlich anderer Entscheidungen der Straßenverkehrsbehörden oder der Polizei – Führungsdienstgrade der Feuerwehr und Führungskräfte des Technischen Hilfswerks oder von ihnen im Einzelfall beauftragte Mannschaftsdienstgrade oder Helfer die Befugnisse nach § 36 Abs. 1 und § 44 Abs. 2 der Straßenverkehrsordnung ausüben, soweit Polizei im Sinn des Art. 1 des Polizeiaufgabengesetzes nicht oder nicht rechtzeitig ausreichend zur Verfügung steht. Für die Sicherung von Veranstaltungen durch die Feuerwehren ist die Zustimmung des zuständigen Gemeindeorgans erforderlich."

In der Praxis übernahmen schon bisher Mitglieder der Feuerwehr und des Technischen Hilfswerks zur Aufrechterhaltung der Sicherheit und Ordnung des öffentlichen Verkehrs häufig die Verkehrsregelung an Einsatzstellen und bei Veranstaltungen, soweit Polizei nicht, nicht rechtzeitig oder nicht in ausreichender Stärke zur Verfügung stand. Das wurde von den Verkehrsteilnehmern weitestgehend akzeptiert.

Eine hinreichende Rechtsgrundlage für solche Tätigkeiten fehlte jedoch. Das Gesetz über Zuständigkeiten im Verkehrswesen wurde deshalb nunmehr um eine Vorschrift ergänzt, die der Feuerwehr und dem Technischen Hilfswerk in örtlich und zeitlich begrenzten Fällen dieselben Befugnisse für verkehrsregelnde Maßnahmen zuweist, wie die Polizei sie nach der StVO innehat. Die Feuerwehr und das Technische Hilfswerk erhalten insoweit die Rechtsstellung der Polizei im Sinne der StVO.

Rollenspiele 10

Inhaltsverzeichnis

10.1	Übung 1	158
10.2	Übung 2	159
10.3	Übung 3	161
10.4	Übung 4	162
10.5	Übung 5	163
10.6	Übung 6	164
10.7	Übung 7	165
10.8	Übung 8	166
10.9	Übung 9	167
10.10	Übung 10	168
10.11	Übung 11	168

Um die Rollenspiele zu üben, benötigen Sie einen oder mehrere Partner, je nach Szenario.

Fangen Sie mit einfachen Szenarien an, um sich an die Rollenspielsituation zu gewöhnen.

Nach einigen Spielen werden Sie merken, dass es Ihnen von Mal zu Mal leichter fällt, sich auf die Situation einzulassen.

Nehmen Sie am Anfang die vorgefertigten Sätze aus unseren Beispielen. Wenn Sie sich an die Rollenspielsituation gewöhnt haben, können Sie auch eigene Beispielsätze einbringen, z. B. von selbst erlebten Situationen oder in Erzählungen und Erfahrungsberichten gehörten.

© Springer-Verlag GmbH Deutschland, ein Teil von Springer Nature 2019
A. Habitz, *Gewalt im Rettungsdienst,*
https://doi.org/10.1007/978-3-662-59152-9_10

Ein Rollenspiel fördert ihre Kompetenzen in mehreren Bereiche z. B. dienen Rollenspiele dazu, sich gegen Stress zu impfen. Desweiteren fördern Rollenspiele die verbale Schlagfertigkeit.

Ein weiterer Vorteil von Rollenspielen ist, sie können wiederholt werden und können so zu einem korrigierenden Mittel für den einzelnen werden.

Die kommunikativen Facetten jedes Einzelnen werden durch Rollenspiele erhöht und fördern so das Selbstvertrauen und die soziale Kompetenz.

Sie sehen also, es lohnt sich, seine Scheu zu überwinden und mitzuspielen.

Kontraproduktiv sind Einstellungen „Das bringt eh nichts." und „In Wirklichkeit hätte ich das anders gemacht.".

Kommunikationsrollenspiele sind wie medizinische Übungen, sie spiegeln die Wirklichkeit wider, obwohl es nicht die Wirklichkeit ist. Ebenso würde niemand nach einer missglückten HLW Übung an der Puppe sagen: „In echt mache ich alles anders und besser und dann funktioniert das".

Die Erfahrung zeigt, dass dies nicht der Fall ist.

Bedenken Sie dennoch, die Situation am Einsatzort könnte anders sein als die eingeübten Rollenspiele. Rollenspiele sind nur Muster und Beispiele, um zu üben und sich ein breites Spektrum von Verhaltensmustern anzueignen.

Die Übungen sind in der Reihenfolge so geordnet, dass sie mit der einfachsten Übung anfangen und immer ein wenig schwerer und umfangreicher werden. Jede Übung kann für sich selbst geübt werden, man kann aber auch die Übungen miteinander verbinden z. B. mit Übung 1 anfangen, zu Übung 2 wechseln und mit Übung 3 enden.

10.1 Übung 1

Der Patient oder seine Freunde/Angehörige sind unfreundlich, weil der Rettungsdienst aus ihrer Sicht (zu) lange bis zum Einsatzort gebraucht hat.

Es gibt verschiedene Auslöser/Gründe für dieses Problem:

Der Unfreundliche könnte unter Stress stehen, weil es ihm oder einem anderen schlecht geht und er die Zeit als lange empfunden hat.

Der Unfreundliche hat Recht mit seiner Meinung, es hat lange gedauert, weil Stau war, der RTW weit weg war, die Adresse falsch angegeben wurde, usw..

Der Unfreundliche hatte einen schlechten Tag, weil er unausgeschlafen ist, Hunger hat oder am Telefon nicht so behandelt wurde, wie er sich das vorgestellt hat.

Wie kann der Rettungsdienst diesem Problem entgegenwirken, ohne die Situation zu verschlimmern und ohne seine Kompetenz einzubüßen?

Falsch wäre, Ausreden zu suchen und den Unfreundlichen zurechtzuweisen und die Fehler bei ihm zu suchen.

Helfen kann hier die Technik „vom Gefühl zur Sache" mit dem Satz:

„Ich kann nachvollziehen, dass Sie frustriert sind, hier geht es trotzdem um ihr Anliegen, lassen Sie uns sehen, was wir für Sie tun können."

Bei dieser Übung geht es darum, die Kommunikation mit dem Patienten und die richtige Aufteilung des Teams zu üben. Der Partner der den Unfreundlichen spielt, sollte nicht sofort einlenken und freundlich werden, aber auch nicht den Übenden frustrieren indem der Übende am Ende des Rollenspieles keinen Erfolg hat.

10.2 Übung 2

Patient brüllt den Rettungsdienst an:
Der Patient oder seine Freunde/Angehörigen brüllen Sie an, die Gründe hierfür sind vielfältig und auch nicht ausschlaggebend.

Für den Rettungsdienst sind hier einige Grundregeln zu beachten, um die Situation nicht eskalieren zu lassen.

Der Rettungsdienst sollte sofort Grenzen ziehen und wachsam sein.

Die erste Grenze wird verbal wie folgt aufgezeigt (dies sollte möglichst in einer Brüllpause erfolgen, weil der Brüller sie sonst nicht hört):

„Herr/Frau Schmytz wir möchten nicht, dass Sie uns so anschreien, wir wollen höflich und respektvoll miteinander umgehen."

Falls keine Reaktion erfolgt, sollten Sie den Brüller immer im Auge behalten und warten, bis er fertig ist, nicht versuchen, dazwischen zu brüllen. Das bedeutet, ihm ruhig in die Augen zu sehen und damit zu signalisieren, dass Sie ihn wahrnehmen, aber Sie sich nicht provozieren lassen. Halten Sie die Brüllerei aus, bis sie beendet ist, denn jemand der brüllt und tobt, steht unter Stress und kann keine Informationen verarbeiten. Es macht keinen Sinn, auf ihn einzureden oder etwas zu erklären. Hat sich der Brüller etwas beruhigt, wiederholen Sie den oben genannten Satz: „Herr/Frau Schmytz wir möchten nicht...."

Manchmal kann es hilfreich sein, etwas Unerwartetes zu machen, z. B. gegen den RTW oder auf einen Tisch zu schlagen und dabei einmal ein lautes „Ruhe" von Ihrer Seite hören zu lassen. Das könnte den Brüller unterbrechen oder ablenken und zum Einlenken bringen.

In dem Fall, dass der Brüller nicht einlenkt, müssen Sie in einer weiteren Brüllpause „Nochmals, ich möchte nicht, dass Sie so mit uns reden, haben Sie das verstanden?" versuchen.

Wenn die zweite Ansprache auch keine Wirkung zeigt, greifen Sie zu „Zum letzten Mal, ich möchte nicht, dass Sie so mit uns reden, sonst sehe ich mich gezwungen den Notarzt oder Unterstützung anzufordern, haben Sie das verstanden?" und befolgen Sie auch die angedrohten Konsequenzen.

Für jeden Versuch Ihrerseits die Lage zu deeskalieren sollten man den Abstand zum Angesprochenen vergrößern. Da nur drei Versuche unternommen werden, sieht das folgenderweise aus:

Man fängt beim Mindestabstand von einem Meter an, erhöht die Entfernung auf mindestens zwei Metern, nachdem man sich das zweite Mal versucht hat Gehör zu verschaffen und beim dritten Versuch sollten es dann drei Meter Abstand sein. Nach dem dritten Versuch stellt sich ein Erfolg ein oder der Rettungsdienst zieht sich zurück.

Bei dieser Übung geht es darum, die Kommunikation mit dem Patienten und die richtige Aufteilung des Teams zu üben. Der Partner der den Brüller spielt, sollte nicht sofort einlenken und freundlich werden, aber auch nicht den Übenden frustrieren indem der Übende am Ende des Rollenspieles keinen Erfolg hat. Ein Mögliches Ende der Übung kann auch sein das sich der Rettungsdienst zurückzieht.

10.3 Übung 3

Patient beleidigt den Rettungsdienst:
Arschloch, Hurensohn, Penner, und noch viel schlimmere Schimpfworte hat wohl jeder schon mal gehört. Bei einer verbalen Eskalation gilt immer: Es gehören zwei dazu – ein Sender und ein Empfänger, werde kein Empfänger und erst Recht kein Sender. Sie bestimmen, wann Sie sich beleidigt fühlen. Bedenken Sie dabei: je später Sie eingreifen, umso schwieriger wird es. Eine Strategie wäre „vom Gefühl zur Sache kommen". Ziehen Sie Ihre Grenze klar und deutlich.

„Herr/Frau Schmytz wir möchten nicht, dass Sie uns so beleidigen, wir wollen höflich und respektvoll miteinander umgehen."

„Nochmals, ich möchte nicht, dass Sie so mit uns reden/uns beleidigen, haben Sie das verstanden?"

„Zum letzten Mal, ich möchte nicht, dass Sie so mit uns reden/uns beleidigen, sonst sehe ich mich gezwungen den Notarzt oder Unterstützung anzufordern, haben Sie das verstanden?"

Für jeden Versuch Ihrerseits die Lage zu deeskalieren sollten man den Abstand zum Angesprochenen vergrößern. Da nur drei Versuche unternommen werden, sieht das folgenderweise aus.

Man fängt beim Mindestabstand von einem Meter an, erhöht die Entfernung auf mindestens zwei Metern, nachdem man das zweite Mal versucht hat, sich Gehör zu verschaffen und beim dritten Versuch sollten es dann drei Meter Abstand sein. Nach dem dritten Versuch stellt sich ein Erfolg ein oder der Rettungsdienst zieht sich zurück.

Bei dieser Übung geht es darum, die Kommunikation mit dem Patienten und die richtige Aufteilung des Teams zu üben. Der Partner der den Beleidiger spielt, sollte nicht sofort einlenken und freundlich werden, aber auch nicht den Übenden frustrieren indem der Übende am Ende des Rollenspieles keinen Erfolg hat. Ein Mögliches Ende der Übung kann auch sein dass sich der Rettungsdienst zurückzieht.

10.4 Übung 4

Patient bedroht den Rettungsdienst verbal:
Der Rettungsdienst wird von einem Patienten mit den Worten „Ich brauche eure Hilfe nicht, verschwindet oder ich vergesse meine gute Erziehung" bedroht. Warum bedrohen Menschen einander? Es geht dabei um Machtausübung, darum, Druck zu erzeugen, um seinen Willen zu bekommen. Es ist ein erlerntes Verhalten, bei dem gelernt wurde, dass so die Ziele erreicht werden. Konkrete Taten entstehen meist aus diesen Drohungen nicht, ganz ausschließen kann dies natürlich niemand. In jedem Fall sollten Sie die Bedrohung ernst nehmen und sofort reagieren, zeigen Sie die Grenze und Konsequenzen auf. Ob die Drohung eine strafrechtliche Handlung darstellt oder nicht, ist vor Ort nicht zu entscheiden und auch nicht relevant.

„Herr/Frau Schmytz wir möchten nicht, dass Sie uns so bedrohen, wir wollen höflich und respektvoll miteinander umgehen."

„Nochmals, ich möchte nicht, dass Sie so mit uns reden/uns bedrohen, haben Sie das verstanden?"

„Zum letzten Mal, ich möchte nicht, dass Sie so mit uns reden/uns bedrohen, sonst sehe ich mich gezwungen den Notarzt oder Unterstützung anzufordern, haben Sie das verstanden?"

Man fängt bei dieser Übung beim Mindestabstand von zwei Meter an, erhöht die Entfernung auf mindestens drei Metern, nachdem man sich das zweite Mal versucht hat Gehör zu verschaffen und bleibt beim dritten Versuch bei mindestens drei Meter Abstand. Nach dem dritten Versuch stellt sich ein Erfolg ein oder der Rettungsdienst zieht sich zurück.

Bei dieser Übung geht es darum, die Kommunikation mit dem Patienten und die richtige Aufteilung des Teams zu üben. Der Partner der den Drohenden spielt, sollte nicht sofort einlenken und freundlich werden, aber auch nicht den Übenden frustrieren indem der Übende am Ende des Rollenspieles keinen Erfolg hat. Ein Mögliches Ende der Übung kann auch sein das sich der Rettungsdienst zurückzieht.

10.5 Übung 5

Rettungsdienst wird körperlich bedroht:
Im Gegensatz zur verbalen Bedrohung besteht hier ein strafrechtlicher Tatbestand, denn es wird eine Tat angekündigt, z. B. „Ich hau dir eine rein!" oder „Ich mache dich alle!". Ist der Angreifer unbewaffnet, halten Sie ihren Sicherheitsabstand von mindestens 3 Metern ein und versuchen die bereits vertrauten Sätze:

„Herr/Frau Schmytz wir möchten nicht, dass Sie uns bedrohen, wir wollen höflich und respektvoll miteinander umgehen."

„Nochmals, ich möchte nicht, dass Sie so mit uns reden/uns bedrohen, haben Sie das verstanden?"

„Zum letzten Mal, ich möchte nicht, dass Sie so mit uns reden/uns bedrohen, sonst sehe ich mich gezwungen den Notarzt oder Unterstützung anzufordern, haben Sie das verstanden?"

Man fängt bei dieser Übung beim Mindestabstand von zwei Meter an, erhöht die Entfernung auf mindestens drei Metern, nachdem man sich das zweite Mal versucht hat Gehör zu verschaffen und bleibt beim dritten Versuch bei mindestens drei Meter Abstand. Nach dem dritten Versuch stellt sich ein Erfolg ein oder der Rettungsdienst zieht sich zurück.

Bei dieser Übung geht es darum, die Kommunikation mit dem Patienten und die richtige Aufteilung des Teams zu üben. Der Partner der den Drohenden spielt, sollte nicht sofort einlenken und freundlich werden, aber auch nicht den Übenden frustrieren indem der Übende am Ende des Rollenspieles keinen Erfolg hat. Ein Mögliches Ende der Übung kann auch sein das sich der Rettungsdienst zurückzieht. Bei dieser Übung kann der Drohende sich dem Übenden auch mal laut und drohend nähern, worauf ein lautes „Stopp" erfolgen soll und der Rückzug des Rettungsteams. Keinesfalls wird der Übende angefasst und es werden keine Schlag-/Tritt- Versuche unternommen. Dies kann bei ungeübten Personen zu falschen und überzogenen Reaktionen führen die unbeabsichtigte Verletzungen nach sich ziehen können.

10.6 Übung 6

Rettungsdienst wird eingesperrt:
„Noch bevor wir etwas tun konnten, versperrte uns der Angehörige des Verstorbenen den Weg nach draußen und bedrohte uns mit einem Messer."

Sie befinden sich in einer fremden Wohnung und der Rückzug ist versperrt oder die Türe wird abgeschlossen. Nicht nur, dass hier eine Straftat begangen wird, diese Situation kann bei einem Befreiungsversuch extrem eskalieren. In diesem Fall sollten Sie sich in einen Raum zurückziehen, die Türe abschließen und die Polizei alarmieren. Wenn möglich, flüchten Sie in das Badezimmer, dort ist die Wahrscheinlichkeit eines Schlüssels im Schloss am höchsten. Falls in dem Raum kein Schlüssel im Schloss ist, suchen Sie sich einen Gegenstand (Stuhl), mit dem Sie die Türklinge abstützen können. In dem Fall, dass der Täter mit einer Schusswaffe bewaffnet ist, ist davon abzuraten, sich im Bereich der Türe aufzuhalten. Findet sich keine Möglichkeit, die Türe zu verschließen oder zu verriegeln, legen Sie sich auf dem Boden auf den Rücken und stemmen Sie ihre Füße gegen die Türklinge – so verringern Sie die Möglichkeit, getroffen zu werden, falls auf die Türe geschossen wird ebenso wie das Eindringen in den Raum durch den Täter. Unternehmen Sie keinen Befreiungsversuch, sondern warten Sie auf die Polizei.

Bei dieser Übung geht es darum die eigene Flucht zu organisieren und das Team nicht zu trennen. Diese Übung kann z. B. sehr gut mit der Übung 5 kombiniert werden, nachdem der Rettungsdienst körperlich bedroht wurde, ist seine einzige Fluchtmöglichkeit versperrt durch den Angreifer und man muss sich in einen Raum retten.

10.7 Übung 7

Rettungsdienst und die Gruppe:
Die im Rettungsdiensteinsatz vorgefundenen Gruppen sind sehr vielschichtig und teilweise schwer bis unmöglich einzuschätzen und zu beurteilen, denn nicht immer sind laute Gruppen die gefährlichen. Hier ein paar Beispiele und Lösungsvorschläge.

Angehörige:
Versuchen Sie, die Angehörigen zu loben, dass sie so schnell reagiert haben und den Notruf gewählt haben und sagen Sie ihnen, dass Sie sich jetzt um den Patienten bestmöglich kümmern. Geben Sie den Angehörigen eine Aufgabe, z. B. Medikamente zusammenstellen, Tasche packen, Gesundheitskarte suchen, Treppenraum aufräumen oder leichte medizinische Aufgaben wie Infusion halten, Notarzt bestellen oder den Weg weisen. Seien Sie sich im Klaren, dass Sie vielleicht das Liebste behandeln/retten, was dieser Mensch hat und der Angehörige unter höchster Belastung steht.

Freunde:
Versuchen Sie, die Freunde zu loben, dass sie so schnell reagiert haben und den Notruf gewählt haben und sagen Sie ihnen, dass Sie sich jetzt um den Patienten bestmöglich kümmern. Auch hier können kleine Aufgaben helfen, die Situation unter Kontrolle zu bekommen.

Partygäste:
Partygäste sind meist gut gelaunt, können betrunken sein und schätzen Situation falsch ein oder haben den Notfall nicht mitbekommen. Man kann versuchen die Situation kurz zu erklären, auf langsame Sprechgeschwindigkeit und deutliche Aussprache ist zu achten.

Gaffer/Verkehrsteilnehmer:
Gaffer/Verkehrsteilnehmer sind gestresst, weil sie keine Zeit haben oder sich einfach gestört füllen, meist besteht kein Unrechtsbewusstsein, für einige gilt nur mein Auto – meine

Regeln, niemand bestimmt wo ich lang fahre und wie ich benehme in meinem Auto. Für diese Übung ist es sinnvoll zwei oder mehr Autos neben oder hinter den RTW zu stellen und diese auch zu besetzen. In dieser Übung sollte versucht werden, eventuelles Hupen und Anpöbeln aus dem Auto heraus zu ignorieren. Es kann auch geübt werden, wie Autofahrer angesprochen werden die keine Rettungsgasse bilden oder einfach im Weg stehen mit ihrem Fahrzeug. Ein Hinweis dazu: wenn ein fremdes Auto angefasst wird, dann nur an die Scheiben klopfen, nicht auf das Dach oder die Motorhaube schlagen. Das würde nur zu einer Eskalation der Lage führen und noch mehr Zeit kosten und kann auch den Tatbestand der Sachbeschädigung erfüllen.

Tätergruppe:
Straftäter möchten nicht erwischt/bestraft werden, deshalb werden Straftäter alles daran setzen zu flüchten und haben ein Interesse daran, dass es so wenig Zeugen wie möglich gibt. Das Aggressionspotenzial kann sehr hoch sein, wobei es für Straftäter unerheblich ist, wer das Opfer der Aggression ist. Bei dieser Übung kann eine Straftat z. B. Körperverletzung der Einsatzgrund sein und der Täter ist bei Eintreffen des Rettungsdienstes noch vor Ort. Es soll in diesem Rollenspiel geübt werden, dem Täter die Flucht zu ermöglichen und die Einsatzstelle zu sichern und den Patienten in Sicherheit zu bringen, das kann der RTW sein, aber auch eine Wohnung oder ähnliches. Gleichzeitig sollte eine effektive Meldung an die Polizei und eine Täterbeschreibung geübt werden.

10.8 Übung 8

Der alkoholisierte oder unter Drogen stehende Patient:
Alkohol und Drogen können den Menschen auf verschiedene Art und Weise beeinflussen und sein Verhalten verändern, auch hier können sehr unterschiedliche Verhaltensweisen auftreten (von einfühlsam und offen bis zur animalischen Brutalität). Aufgrund der Sensibilisierung der Reizschwellen können die Netten zu den

Brutalen mutieren. Bei diesem Rollenspiel kann derjenige der den Patienten spielt seine eigenen Erfahrungen mit einbringen. Beispiele hierfür wären: angetrunkener Fahrradfahrer nach Sturz mit einer Kopfplatzwunde, der sich nicht behandeln lassen möchte oder der volltrunkene junge Erwachsene der nicht in den RTW möchte. Ein weiteres Beispiel ist der Heroinjunkie der nach der Gabe von einem Antidot wieder aufwacht, aggressiv ist und nicht in eine Klinik fahren möchte. Das Ziel dieser Rollenspielübung sollte sein, dass das Team des Rettungsdienstes sich nicht aus der Ruhe bringen lässt und die Grundprinzipien der Eigensicherung einhält. Bei dieser Übung gilt, wird der Patientendarsteller friedlich, wird der Transport vorbereitet, damit würde die Übung enden. Bleibt der Patientendarsteller uneinsichtig oder die Situation eskaliert, werden der Rückzug und die Alarmierung weiterer Kräfte geübt.

10.9 Übung 9

Der bewaffnete Patient:
„Wer die Waffe hat, hat die Macht" lautet eine Maxime der gewaltlosen Konfliktlösung. Hierbei wird auf jede Forderung des Waffeninhabers eingegangen. Um gegen Gegner mit einer Waffe zu kämpfen, gibt es nur eine Rechtfertigung: kein anderer Ausweg. Das bedeutet, es wird nur gekämpft, wenn der Angriff schon ausgeführt wird oder unzweifelhaft kurz bevor steht, denn ein Angriff auf einen Waffenträger muss schnell, effizient und ohne Rücksicht auf die Gesundheit des Waffenträgers geführt werden. In dieser Rollenspielübung wird nicht die Verteidigung gegen Waffen geübt, sondern im Vordergrund steht die Wachsamkeit in Bezug auf offensichtliche und versteckte Waffen und damit ein sofortiger Rückzug des Teams, sobald eine Waffe gesichtet wird. Das Team kann auch üben wie in einem Treppenhaus vorgegangen wird und wie man sich verhält wenn eine Person oberhalb/unterhalb des Rettungsteams auftaucht. Auch eine Möglichkeit der Rollenspielübung ist, dass bei einer Notfalltüröffnung, eine bewaffnete Person plötzlich die Türe öffnet.

10.10 Übung 10

Kulturdifferenter Patient:
Diese Übung sollte mit einer Gruppe geübt werden (ab 6 Personen), 1 Patient, 2 Rettungsdienstmitarbeiter, 2 Angehörige, 1 Helfer. Ein Beispiel: Die Rettungsdienstmitarbeiter sitzen im RTW auf dem Hof der Wache, es wird simuliert, dass sie gerade an der Einsatzstelle „Flüchtlingsheim" angekommen sind. Die zwei Angehörigen kommen zum RTW und wollen ihnen lautstark den Weg zum Patienten zeigen, ohne viel Verständnis dafür, dass diese noch das medizinische Material aus dem RTW mitnehmen wollen. Der Patient kann im Gebäude sein oder irgendwo im Hof. Auf dem Weg zum Patienten und auch beim Patienten reden die Angehörigen auf den Rettungsdienst ein. Der Rettungsdienst kann verschiedene Strategien üben, Akzeptieren der Umgangsformen und ruhig arbeiten, einen Helfer einschalten, Patienten separieren, energisch auftreten (nicht schreien). Die Darsteller dürfen kreativ sein und ihre Erfahrungen und eigenen Beobachtungen einbringen, kreischen Sie, weinen Sie, stellen Sie angebliche Aggressivität dar.

10.11 Übung 11

Feuerwehreinsatz mit Betroffenen Personen:
Für den Übungsdienst der Feuerwehr ist es unerlässlich, dass auch das Verhalten gegenüber Gaffern/Betroffenen und auch aggressiven Mitmenschen geübt wird. Ob nun eine Personenbefreiung aus einem Auto geübt wird oder es eine Übung zur Brandbekämpfung ist, diese Übung kann vielfältig genutzt werden. Wie bei allen vorherigen Übungen sollte darauf geachtet werden, dass man die Intensität langsam steigert, d. h. der Störer darf nerven, aber nicht beleidigen, beim nächsten Mal darf der Störer nerven und pöbeln und harmlos beleidigen. Der Störer sollte in diesen Übungen aber nie handgreiflich werden, kein Schubsen, kein Schlagen oder Treten.

10.11 Übung 11

Ich möchte hier zwei Beispiele für eine solche Übung beschreiben.

Beispiel 1: Verkehrsunfall zwischen zwei PKW, eine Person eingeklemmt. Ein Angehöriger des eingeklemmten befindet sich an der Einsatzstelle und möchte unbedingt zu dem Patienten. Natürlich kommt es auf die Situation, die Verletzungen des Patienten und die Gefahren an der Einsatzstelle an. Zu vermeiden sind Sätze wie „Den Anblick wollen Sie sich nicht antun" oder „Es sieht schlimm aus", damit vergrößert man die Angst und steigert vielleicht die Aggression. Dies gilt auch für Sätze wie „Das ist zu gefährlich für sie" oder „Sie könnten sich selbst verletzten". Das letzte woran die Angehörigen wohl denken ist die eigene Gefahr. Sätze wie z. B. „Wir tun alles für ihre Tochter/Frau und ich bleibe bei Ihnen bis sie zu Ihr können" oder „Die Kollegen arbeiten fieberhaft an der Rettung Ihres Sohnes/Mannes, ich bleibe bei Ihnen bis sie zu ihm können" führen eventuell zum gewünschtem Ergebnis. Aufgabe des Darstellers hierbei ist, den Übenden immer wieder zu bitten zu dem Patienten zu dürfen, er darf bitten und betteln, aber nicht anfassen und/oder schubsen etc. Der Übende soll hierbei üben, beruhigend auf die Person einzuwirken und sie daran zu hindern zu dem Patienten zu gelangen, indem man sich in den Weg stellt, dabei muss nicht die Sicht versperrt werden. Idealerweise versucht man sich mit dem Angehörigen an ein Fahrzeug zu begeben z. B. an den nächsten RTW.

Beispiel 2: Männlicher Hausbesitzer ist hysterisch, weil sich noch jemand im Haus befindet. Auch hier gilt die Devise, zu versuchen die Ängste nicht zu verstärken. Sätze wie „Sie können da nicht rein, das ist zu gefährlich" oder „Sie können nichts tun" sind zu vermeiden. Eventuell führen Sätze wie „Wir tun alles für ihre Tochter/Frau und ich bleibe bei Ihnen bis sie zu Ihr können" oder „Die Kollegen arbeiten fieberhaft an der Rettung Ihres Sohnes/Mannes, ich bleibe bei ihnen bis sie zu ihm können" zu Erfolg. Aufgabe des Darstellers hierbei ist, den Übenden immer wieder zu bitten zu dem Patienten zu dürfen, er darf bitten und betteln, aber nicht anfassen und/oder schubsen etc. Der Übende soll hierbei üben, beruhigend auf die Person einzuwirken und sie daran zu hindern zu dem Patienten zu gelangen, indem man sich in den Weg stellt, dabei muss nicht die Sicht versperrt werden. Idealerweise versucht man sich mit dem Angehörigen an ein Fahrzeug zu begeben z. B. an den nächsten RTW.

Nachbereitung kritischer Einsätze 11

Wenn ein kritische Situation oder sogar ein körperlichen Angriff stattgefunden hat, besprechen Sie die Ereignisse im Team! Folgende Fragen sind zur Nachbereitung jedem aus dem Team zu stellen und jeder darf seine Sichtweise darlegen.

Was war die Ausgangssituation? (Einsatzstichwort, weitere Information zum Einsatz, Lage bei Eintreffen, wer hatte welche Informationen).

Wurde die Situation erfasst und bewertet? (Hier zählt die persönliche Einschätzung jedes Einzelnen, es gibt kein Richtig oder falsch).

Wurden Warnzeichen erkannt? (z. B. Kaputte Haustür, Alkoholisierte Person, Rauer Umgangston etc.)

Wie war die Kommunikation im Team/mit dem Patienten oder Angehörigen? (gereizte Stimmung im Team, Umgangston mit Patient/Angehörigen).

Wie haben die Teammitglieder reagiert? (Ruhig, Überreagiert, Gewaltsam).

Welche Deeskalationsstrategie wurde verwendet? (Tit for Tat, Vantastic4, Flucht).

Wenn Hilfe angefordert wurde, war diese schnell und effektiv? (Wie war die eigene Hilfeanforderung, bei Einsatz der Polizei, waren die Beamten zu grob oder zu zurückhaltend, ist eine Anzeige aufgenommen worden).

Wenn es ein Meldesystem für Übergriffe gibt: Nutzen Sie es! Wenn nicht, führen Sie selbst Protokoll über jede als belastend

© Springer-Verlag GmbH Deutschland, ein Teil von Springer Nature 2019
A. Habitz, *Gewalt im Rettungsdienst*,
https://doi.org/10.1007/978-3-662-59152-9_11

oder gefährlich empfundene Situation und natürlich über jeden physischen Angriff! Damit helfen Sie sich selbst, Ihren Kollegen, Ihren Vorgesetzten und auch Stellen, die Rettungskräfte für diese Situationen vorbereiten. Sie benötigen für ihre Lehrgänge ehrliche Berichte aus der Praxis, um das aktuelle Gefahrenpotenzial einschätzen und darauf eingehen zu können.

Nach körperlichen Angriffen: Erstatten Sie unbedingt Anzeige nach § 113, 114/115 (StGB)! Gewalttaten gegen Rettungsdienstmitarbeiter dürfen nicht unbeachtet von Öffentlichkeit und Justiz im Verborgenen bleiben. Machen Sie Gewalt gegen Rettungskräfte sichtbar!

Quellenverzeichnis

Vorwort

Schmidt, J (2012) Gewalt gegen Rettungskräfte. Bestandsaufnahme zur Gewalt gegen Rettungskräfte in Nordrhein-Westfalen. Dipl. Soz.-Wiss., Bochum

Dressler JL (2017) Gewalt gegen Rettungskräfte: eine kriminologische Großstadtanalyse, Bd 54. LIT, Münster

Abschnitt 1.2

Füllgrabe U (2003) Der Gefahrenradar. Magazin für die Polizei 34(325 & Mai):9–15

Abschnitt 1.7

https://www.minilex.de/a/voraussetzung-f%C3%BCr-die-zwangseinweisung-eine-psychiatrische-klinik

Abschnitt 1.9

https://www.justiz.nrw.de/Gerichte_Behoerden/ordentliche_gerichte/Strafgericht/BesondereVerfahrensarten/adhaesionsverfahren/index.php

© Springer-Verlag GmbH Deutschland, ein Teil von Springer Nature 2019
A. Habitz, *Gewalt im Rettungsdienst,*
https://doi.org/10.1007/978-3-662-59152-9

Abschnitt 2.9

https://de.wikipedia.org/wiki/Pick-Krankheit

Abschnitt 2.10

http://www.verhaltenswissenschaft.de/Psychologie/Psychische_Storungen/Schizophrenie/schizophrenie.htm

Abschnitt 2.11

https://de.wikipedia.org/wiki/Manie

Abschnitt 2.12

http://www.autismus.de/was-ist-autismus.html

Abschnitt 3.13

Füllgrabe U (2014) Psychologie der Eigensicherung, 5. Aufl. Richard Boorberg Verlag, Stuttgart

Abschnitt 3.7

Moecke H, Marung H, Oppermann S, Medizinische Wissenschaftliche Verlagsgesellschaft Hrsg (2013) Praxishandbuch Qualitäts- und Risikomanagment im Rettungsdienst Planung, Umsetzung, Zertifizierung. mwv medizinisch wissenschaftliche verlagsgesellschaft mbh & co. kg, Berlin
https://de.wikipedia.org/wiki/Crew_Resource_Management

Quellenverzeichnis

Abschnitt 3.10

https://de.wikipedia.org/wiki/Feedback_(Kommunikation)
https://de.wikipedia.org/wiki/Feedback_(Gruppendynamik)

Kapitel 8

https://www.schutzwesten-abc.de/stichschutzweste/ Stand 30.03.2019
https://www.cop-shop.de/de/category/stichschutzwesten-schutz-abwehr-656/#category_info / Stand 30.03.2019

Abschnitt 9.4

Staatliche Feuerwehrschule Würzburg, Weißenburgstraße 60, 97082 Würzburg, Merkblatt Verkehrsabsicherung von Einsatzstellen der Feuerwehr Allgemein
Nolting H-P (2001) Lernfall Aggression, 20. Aufl. Rowohlt Taschenbuch, Reinbek bei Hamburg
Rohde R, Sabine Meis M (2010) Wer schreit, hat schon verloren, 3. Aufl. Goldmann, München
http://www.psychosoziale-gesundheit.net/psychiatrie/inhalt.html
Lipp R (2011) Lehrbuch für präklinische Notfallmedizin – Band 4 Berufskunde und Einsatztaktik, 4. Aufl. Verlagsgesellschaft Stumpf + Kossendey mbH, Edewecht
Bärsch T, Rohde M (2011) Kommunikative Deeskalation, 2. Aufl. Books on Demand GmbH Norderstedt, Norderstedt
Steinert T Psychisch krank und aggressiv: ein altes Tabu: http://www.spektrum.de/magazin/psychisch-krank-und-aggressiv-ein-altes-tabu/982340
http://www.recht-im-rettungsdienst.de/
https://www.iurastudent.de/content/5-die-garantenstellung-im-%C3%BCberblick
http://thomas-hochstein.de/publications/
https://www.thieme-connect.de/products/ejournals/html/10.1055/s-0042-114478

Stichwortverzeichnis

§§ 113, 114, 115 (StGB), 14
10-Sekunden-für-10-Minuten-Prinzip, 49

A
Adhäsionsverfahren, 15, 16
Aggression, 20–23, 25, 33, 34
Alzheimer-Demenz, 24
Ampelsystem, 102
Asperger-Syndrom, 32
Autismus, 30–32

B
Bewegung
  taktische, 135

C
Crew Resource Management, 44, 45, 50

D
Deeskalationsmodellsätze, 59
Deeskalationsstrategie, 2, 54
deeskalierende Kommunikation, 54
Demenz, 23–25

E
Eigenton, 60–62
erkennbar schuldlose Person, 5

F
Feedback, 42, 43, 50–54
Feuerwehr, 149
Fixierungsmöglichkeit, 118
Freiheitsberaubung, 141

G
Gaffer, 153
Garantenpflicht, 7
Garantenstellung, 6, 7
Gefahrenradar, 18
Gefahrenstufe, 104
Gewahrsam, 8, 9, 11
Gewaltverbrechen, 120, 140

H
Halluzinationen, 26–29
Hilfeleistung
  unterlassene, 5
Hund, 123
Hypoglykämie, 23

© Springer-Verlag GmbH Deutschland, ein Teil von Springer Nature 2019
A. Habitz, *Gewalt im Rettungsdienst*,
https://doi.org/10.1007/978-3-662-59152-9

J
Johari Fenster, 42, 43, 51

K
Kommunikation
 deeskalierende, 54

L
L-Stellung, 105, 107, 116
Lage
 polizeiliche, 140

M
Manie, 29, 30
Maslow, Abraham, 37

N
Notwehr, 1, 4

P
Person
 erkennbar schuldlose, 5
 polizeiliche Lage, 140
PsychKG, 9, 11

R
Raufen oder Laufen, 34
Rollenspiel, 157
Rückzug, 104, 109, 115, 117, 119

S
Schädel-HirnTrauma, 32
Schaulustige, 152
Schizophrenie, 25, 27, 28
Schmerzensgeld, 15
Schutzklasse, 147
Schutzweste, 143
Setzen
 sicheres, 106
 sicheres Vorgehen, 136
Stichschutzweste, 146
Straßensperrung, 150
Stressabbau, 35
Suchterkrankung, 33

T
taktische Bewegung, 135
Teufelskreis-Modell, 41
Tierrettung, 128
Tit for Tat, 58
Transportverweigerung, 9, 10
Treppe, 135
Tunnelblick, 18, 34

U
Unterbringungsgesetz, 11, 13
unterlassene Hilfeleistung, 5

V
Vantastic 4, 55
Verhältnismäßigkeit, 2, 5, 14
Vier-Ohren-Modell, 39
Vorgehen
 sicheres, 136

Gewalt im Rettungsdienst